NOUVELLES RECHERCHES

SUR LA

RADIUMTHÉRAPIE

Dans la Tuberculose pulmonaire

PAR

M. le Docteur Samuel BERNHEIM

Président de l'Œuvre de la Tuberculose Humaine,
Médecin en chef des Dispensaires antituberculeux français.

Communication lue au Congrès Français de Médecine
présidé par M. le Professeur Tessier.
Séance du 24 Octobre 1911 — Lyon.

NOUVELLES RECHERCHES

SUR LA

RADIUMTHÉRAPIE

Dans la Tuberculose pulmonaire

PAR

M. le Docteur SAMUEL BERNHEIM

Président de l'Œuvre de la Tuberculose Humaine,
Médecin en chef des Dispensaires antituberculeux français.

Communication lue au Congrès Français de Médecine
présidé par M. le Professeur TESSIER.
Séance du 24 Octobre 1911 — Lyon.

NOUVELLES RECHERCHES

SUR LA

Radiumthérapie dans la Tuberculose

PAR M. LE DOCTEUR S. BERNHEIM,

Président de l'Œuvre de la Tuberculose Humaine,
Médecin en chef des Dispensaires antituberculeux français.

Dans un précédent travail publié en collaboration avec MM. les docteurs de Szendeffy, L. Dieupart, Hervé, Kertèsz-Haba, Diamantberger, Baud, Michalovitch, Kaminsky (1), nous avons démontré quelle puissante action l'iode-menthol radio-actif, ou Dioradin (2), exerçait sur la marche de la tuberculose. Nous avons publié alors 75 observations émanant de différents cliniciens qui avaient expérimenté ce précieux agent thérapeutique depuis une année ou plus. Six mois se sont écoulés depuis cette première communication, six mois pendant lesquels de nombreux cliniciens ont pu faire de nouvelles recherches sur l'action du radium dans les différentes manifestations de la tuberculose. Nous-même, nous avons traité un grand nombre de malades par le Dioradin, nous avons fait une série d'expériences animales ou cliniques

---

(1) Voir *Revue internationale de la Tuberculose*, mai 1911.

(2) Tous nos remerciements au pharmacien Joseph Gaudin, 22, avenue de Neuilly, Neuilly-Paris, qui nous a fourni tout l'iode-menthol radio-actif nécessaire à nos expériences.

très intéressantes et c'est l'ensemble de ces faits que nous voulons rapporter dans cette nouvelle étude.

Mais avant d'entrer dans le fond de notre sujet, nous croyons devoir faire des déclarations de principe indispensables. Chaque fois qu'une médication nouvelle apparaît, et cela surtout en tuberculose, on emploie de préférence le produit nouveau chez les cachectiques, chez des tuberculeux arrivés au dernier degré de l'épuisement. Si la tuberculose est la plus curable des maladies, elle ne l'est plus quand elle est arrivée à cette période ultime, et rien, aucun médicament, quelle que soit sa puissance, ne tirera des moribonds de la tombe. Cela ne les empêche, malades et certains médecins compatissants, de venir demander à la découverte récente, la résurrection. Ce n'est pas dans ces conditions qu'il faut employer un médicament quelconque, et ce n'est pas dans ces cas qu'on peut porter sur lui un jugement. Si l'on veut être consciencieux et clairvoyant, si l'on veut servir à la fois le progrès scientifique et le patient lui-même, il faut employer la médication non dans des cas désespérés, condamnés irrémédiablement, mais chez des malades sérieusement atteints sans doute, mais susceptibles de guérir.

Un autre point qu'il n'est pas moins utile de mettre en lumière, c'est la différence qui existe entre le bacille de Koch et certains autres pathogènes. De cette différenciation que nous allons esquisser à grands traits, on est en droit de tirer certaines déductions thérapeutiques des plus importantes.

CHAPITRE PREMIER

Pourquoi on n'a pas découvert le Sérum antituberculeux.

Le bacille de Koch a une vitalité très résistante et plus intense que la plupart des autres pathogènes. Il peut rester en pleine activité, en pleine virulence pendant deux et même trois années, tandis que la plupart des autres microbes succombent spontanément au bout de quelques semaines, ou de quelques mois. Par la chaleur, les streptocoques, le bacille de Lœffler ou d'Eberth périssent et leurs cadavres injectés à des animaux ne réveillent plus la maladie. Au contraire, le bacille de Koch même chauffé à 110° est capable de produire, par inoculation, une tuberculose. Cette particularité de ce pathogène n'est-elle pas frappante et ne le classe-t-elle pas dans une catégorie unique ?

Depuis la mémorable tuberculine de Koch, suivie dès le début de catastrophes mortelles, les savants, médecins, cliniciens, hommes de laboratoire, se sont efforcés de faire pour la tuberculose ce qui a si bien réussi pour la diphtérie, le tétanos, etc. Les résultats n'ont pas toujours répondu aux espérances. En effet, pour arriver à la tuberculine, on est parti du bacille de Koch.

I. — *Variabilité du Bacille de Koch.*

Or celui-ci n'est pas un : il a une variété morphologique très grande. Le docteur Antonio Chiesi a mis ce fait en lumière dans une série de recherches fort intéressantes sur 24 malades (1). Il a ainsi établi les conclusions suivantes :

1° Les caractères chimiques (affinité pour la fuchsine basique) et morphologiques des bacilles de Koch dans le crachat à peine émis varient d'un sujet à l'autre et même chez le même sujet ;

2° Les altérations morphologiques sont en général plus nombreuses et plus accusées quand il y a association microbienne ;

3° Ces altérations sont instables, elles augmentent ou diminuent en quelques jours sous l'influence d'une infection bronchique ou d'une aggravation de la tuberculose ;

4° Les formes graves de la tuberculose correspondent aux bacilles courts, bien colorables ;

5° Dans un crachat maintenu à l'étuve à 35° à côté de bacilles altérés, peu colorables, on en trouve de parfaitement normaux, de parfaitement colorables ;

6° Les conditions d'ambiance, différentes d'un individu à l'autre par une foule de facteurs inhérents à l'individu lui-même et au milieu desquels le bacille doit vivre et se multiplier, créent, pour chaque sujet, l'individualité de l'excrétion tuberculeuse avec tous ses signes caractéristiques.

Nous n'avons cité que les conclusions ayant droit à la variabilité du bacille de Koch. Dans ces conditions, comment est-il possible d'obtenir toujours des tuberculines toujours identiques à elles-mêmes ?

Macé, dans son *Traité de bactériologie* (p. 506), dit qu'on rencontre de nombreuses variantes, soit dans la longueur, soit dans la largeur ; il y a des formes géantes, des formes

---

(1) *La Morphologie du bacille tuberculeux et sa valeur séméiologique*, analyse du docteur A. GAULLIER-L'HARDY, in *Gaz. des Hôpitaux*, 1904, p. 1109.

ramifiées, terminées en massue, que Metschnikoff considère comme involutives.

De plus, le bacille de Koch présente une résistance considérable à tous les agents bactéricides. Seule la chaleur humide possède sur ce microbe une action énergique.

II. — *Impossibilité d'avoir du Sérum antituberculeux.*

On n'a jamais, jusqu'ici, pu préparer du sérum antituberculeux, malgré les nombreuses recherches qui ont été faites. Pourtant le sérum antidiphtérique est d'un usage courant, et bacille de Koch et bacille de Lœffler ont entre eux plus d'une ressemblance. Comme le bacille de Koch, celui de la diphtérie a de grandes variations morphologiques, il est d'une résistance extrême aux agents de destruction, il sécrète des toxines (1).

Mais ce qui a pu être fait pour la diphtérie n'a jamais pu l'être pour la tuberculose.

Pour immuniser le sérum d'un animal contre la diphtérie, on injecte des doses progressivement croissantes de toxines de bonne virulence, tuant en 48 heures un cobaye de 300 grammes à la dose de 1/10 de centimètre cube. En 80 jours, temps moyen, le cheval est assez immunisé, après avoir reçu 800 centimètres cubes de toxines diphtériques pour que son sérum soit prêt à être utilisé.

Pour la tuberculose, les différentes tentatives de vaccination ont échoué. Les nombreux essais faits ces dernières années, soit à l'aide de cultures vivantes, soit par des toxines, produits solubles du bacille de Koch, chez le lapin et le

---

(1) Le bacille de Lœffler, par ses formes en massue, par ses ramifications, se rapproche du bacille de la tuberculose (MACÉ, p. 577).

cobaye, n'ont pas donné de résultats satisfaisants, tout au plus une légère augmentation de résistance au virus.

Richet et Héricourt (1892) avaient observé une survie bien nette à l'inoculation tuberculeuse chez des cobayes auxquels ils injectaient au préalable du sérum d'un animal peu sensible à la tuberculose, l'âne ou le chien. Le sérum de tels animaux est malheureusement peu actif (1).

Babès essaya d'un procédé très compliqué d'immunisation : tuberculine aviaire, bacilles aviaires, tuberculine humaine, bacilles humains morts ou atténués étaient successivement injectés à des animaux.

III. — *La Toxine diphtérique est une.*

Si les microbes de la tuberculose et de la diphtérie ont morphologiquement entre eux quelque affinité, il n'en est plus de même quant aux produits formés par eux. Pour obtenir la toxine diphtérique, il suffit de filtrer un bouillon de culture resté 7 jours à l'étuve sur bougie de porcelaine. Le liquide sera stérile, plus ou moins virulent suivant le bacille dont on est parti.

Quelle que soit la méthode employée — il y en a au moins une douzaine — le principe reste le même.

IV. — *La Toxine tuberculeuse (Tuberculine) est multiple, suivant les méthodes et les auteurs.*

Pour obtenir la tuberculine (toxine tuberculeuse), les principes mêmes de l'extraction varient suivant les auteurs. Puis on a cherché à extraire de cette tuberculine les éléments

---

(1) MACÉ, *Traité de bactériologie.*

actifs ; on y est parvenu de façons très diverses et avec des résultats fort disparates.

S'il y a une toxine diphtérique unique, il y a un grand nombre de tuberculines. De là part, croyons-nous, toute la difficulté du problème de la sérothérapie antituberculeuse.

Koch a préparé trois tuberculines, la primitive de 1890, puis la T. O., enfin la T. R. Il y a la tuberculine de Denys, de Louvain ; celle de Jacobs, dont nous avons largement usé au dispensaire du XIII° arrondissement ; celle de Maragliano, celle de Beraneck, etc.

Aucune d'elles n'est extraite de la même façon, ce qui explique les résultats dissemblables qu'elles fournissent.

Nous ne voulons pas nous étendre longuement sur les tuberculines. Cela nous entraînerait trop loin.

Au point de vue thérapeuthique, il est certain qu'elles donnent des résultats. Mais quelles difficultés dans leur application ! Il faut les manier avec délicatesse, tâter la susceptibilité du malade, surveiller sa fièvre, injecter des doses infinitésimales, craindre à tout instant des réactions pulmonaires fâcheuses, en un mot être toujours sur le qui-vive, toujours près de son patient. Ce n'est pas pratique.

A propos de tuberculines nous trouvons une communication intéressante du docteur Cantacuzène à la Société de Biologie.

L'auteur inocule dans le péritoine de cobayes des bacilles tuberculeux dégraissés, traités préalablement par le liquide iodo-ioduré de Gram pendant un quart d'heure. L'injection de ces corps iodés produit un effet beaucoup moins toxique que celle des bacilles simplement dégraissés et semble conférer aux cobayes une résistance très remarquable contre les dits bacilles dégraissés (1).

---

(1) Cantacuzène, Essai d'immunisation contre l'action toxique des bacilles tuberculeux dégraissés (in *Gaz. des Hôpitaux*, 1905, p. 1483).

Ceci n'est qu'un essai de laboratoire, entre tant d'autres. Il nous a paru bon de le citer, parce qu'il prouve nettement l'action antitoxique bacillaire de l'iode ou de ses composés, dont il a été parlé longuement dans notre première publication sur l'iode-menthol radio-actif, le Dioradin.

Au Congrès français de Médécine, d'octobre 1907, Guinard préconise la tuberculine ; à doses modérées et bien employée elle est toujours inoffensive. A côté de la cure d'air, ce moyen donne des résultats nets, constants et encourageants. M. de Stella la considère comme la méthode de choix : à la troisième période elle donne des résultats nuls, et elle peut être dangereuse (1).

Deux remarques s'imposent à ce propos.

1° Avec le Dioradin, nous n'avons pas besoin d'imposer aux malades la cure d'air, que d'ailleurs les trois quarts seraient dans l'impossibilité absolue de réaliser, de par leur pauvreté. Et cependant, chez des gens qui ne changent et ne peuvent pas changer leur vie insalubre, nous avons des résultats ; 2° même chez les cavitaires, le Dioradin n'est jamais dangereux. Il peut même guérir, ainsi que nous le verrons plus loin, des cavitaires en bon état général.

Ce sont là deux supériorités manifestes de l'iode-menthol radio-actif sur les tuberculines.

De l'unicité de la toxine diphtérique, découlent l'unicité du sérum antidiphtérique, la façon constante dont il agit, les règles fixes qui président à son administration et à son efficacité.

De la multiplicité des toxines tuberculeuses, variables suivant l'origine du bacille, le mode d'extraction, découle la multiplicité des tuberculines ; les unes absolument inefficaces, les autres dangereuses parce que trop actives, d'autres enfin

---

(1) In *Gaz. Hôpitaux*, p. 1457.

peu actives. De l'impossibilité où l'on s'est toujours trouvé de rendre réfractaire à la tuberculose n'importe quel animal, naît l'impossibilité de trouver un sérum antituberculeux unique, indolore et puissamment thérapeutique. Au surplus, il y a une complication singulière dans le traitement par la tuberculine ; il faudrait, pour être assuré de n'avoir aucun désagrément, pratiquer à intervalles rapprochés l'examen de l'index opsonique du sang.

Or cet examen, pour un bactériologiste même exercé, demande deux heures à deux heures et demie. Ce n'est pas de la médecine pratique. Le laboratoire est excellent, mais la médecine journalière ne doit pas lui être assujettie.

Valeur des sérums antituberculeux. — Avec les sérums antituberculeux, si les réactions locales et générales ont été d'ordinaire peu importantes, les effets thérapeutiques ont quelquefois été médiocres, parfois nuls.

Nous allons rapidement passer en revue quelques-uns des faits saillants de l'histoire de la sérothérapie antituberculeuse.

L'expérience de Melun. — L'échec le plus retentissant de la sérothérapie antituberculeuse a été fourni par la fameuse expérience de Melun.

En décembre 1904 et en mars 1905, une vingtaine de génisses sont inoculées avec du vaccin de Behring.

En juin 1905, on fait de la tuberculine à haute dose. Un seul animal réagit.

On expose ensuite les génisses à la contamination par cohabitation, ou par injections de cultures virulentes de tuberculose bovine.

Le samedi 2 décembre 1905, tous les animaux sont sacrifiés. Le professeur Vallée, d'Alfort, par l'examen des pièces anatomiques soigneusement prélevées, constate que la vaccination de Behring n'a pas rendu réfractaire à la tuberculose d'une façon absolue. Il y avait des petites lésions.

Cependant : « Le problème de la vaccination des bovidés

est actuellement résolu, non seulement au point de vue scientifique, mais encore au point de vue pratique. » « La résistance a été considérable, dit le docteur Kuss, il y avait un contraste frappant entre la nullité ou l'insignifiance des lésions des vaccinés et l'intensité formidable des lésions des témoins. L'inoculation d'épreuve a été d'une virulence et d'une gravité exceptionnelle (1). »

Le temps, cet admirable et impitoyable niveleur, se chargea de mettre à néant cet enthousiasme.

Un an après, MM. Vallée et Rossignol, déclaraient à la Société de médecine vétérinaire, en exposant les résultats éloignés de leur expérience, que la bovo-vaccination est incapable de préserver, au bout d'un an, les bovidés contre la contamination par les voies naturelles (2).

Le problème de la vaccination des bovidés reste donc à résoudre. Les efforts des bactériologistes devront tendre à renforcer la résistance des animaux vaccinés. Il y a six ans que ces lignes ont été écrites et le problème reste tout entier.

Sérothérapie (Lannelongue, Achard, Gaillard). — De nombreux essais de sérothérapie antituberculeuse ont été faits. A l'Académie des Sciences (3), Lannelongue, Achard et Gaillard ont présenté une série d'expériences sur le traitement de la tuberculose. Ils ont essayé d'extraire du bacille de Koch une antitoxine efficace.

Voici le tableau schématique de leurs études :

1° Quatre lots de 30 cobayes inoculés au poumon en même temps avec la même culture virulente ;

---

(1) L'immunisation des bovidés par le sérum de Behring, in *Gaz. des Hôpitaux*, jeudi 7 décembre 1905, p. 1656.

(2) Epilogue de l'expérience de Melun, in *Gaz. des Hôpitaux*, jeudi 18 octobre 1906, p. 1417.

(3) Traitement de la tuberculose pulmonaire par la sérothérapie. — Séance du 25 juin 1906, in *Gaz. des Hôpitaux*, 1906, p. 895.

Premier lot : témoin ;

Second lot : traité par sérum d'âne normal ;

Troisième lot : traité par sérum d'âne présumé antituberculeux, résistance meilleure ;

Quatrième lot : traité par ce même sérum avant l'inoculation, résistance meilleure.

Le traitement préventif semble avoir, dans une seconde série de recherches, été plutôt nuisible, car il a donné une aggravation de la mortalité.

D'après la communication *in extenso* que nous lisons dans la *Quinzaine Thérapeutique* (10 juillet 1906), les conclusions des auteurs manquent de fermeté et de précision. Le tableau schématique porte que les lésions généralisées sont les plus fréquentes, quelles que soient les catégories auxquelles appartiennent les cobayes : les chiffres vont de 76 % (témoin) à 42 % sérum préventif ; pour les lésions localisées au thorax, de 34 % à 16 % (témoins et sérum préventif) ; pas de lésions apparentes, 3 % à 22 %. Nous n'avons pris que les chiffres extrêmes. Ils ne sont guère concluants.

Le docteur Babonneix, en décembre 1906, établissait ainsi le bilan de la sérothérapie antituberculeuse : « La vaccination pratique du bétail contre la tuberculose n'est pas encore trouvée. Et cette conclusion s'applique aussi bien aux recherches de Behring, d'Arloing, de Koch, de Schultze, de Lignières. »

Il n'y a pas d'animaux absolument réfractaires à la tuberculose. On a donc abandonné l'idée de se servir de sérum d'animal normal. « On espérait que les injections de tuberculine faites à doses progressivement croissantes à des animaux sains détermineraient chez eux un pouvoir antitoxique, capable d'être utilisé. L'échec fut complet et absolu. »

On prit du bacille un peu partout et toujours ce fut l'échec. Les recherches de MM. Lannelongue, Achard et Gaillard ne paraissent pas avoir donné de résultats définitifs.

M. Moussu a cru trouver un sérum, mais ses espérances ne sont pas encore réalisées. « On peut donc dire que, tant en ce qui concerne la sérothérapie que la vaccination, le traitement de la tuberculose reste encore à trouver (1). »

Nous ne pensons pas qu'il y ait quoi que ce soit à changer à cette conclusion pessimiste en 1911. Si les tuberculines se sont perfectionnées, si elles ont donné pour certaines d'entre elles quelque efficacité thérapeutique, on n'a pas encore trouvé pour la tuberculose le sérum analogue au sérum antidiphtérique, on n'a pas encore la vaccination préventive.

Cependant, les chercheurs n'ont pas manqué d'étudier cette passionnante question.

Le docteur Viguier de Maillane (de Nîmes) présente un sérum tiré du sang de poules saines sans adjonction d'aucun médicament ou de n'importe quelle culture pathogène. Il ne se sert en aucune façon de bacilles de Koch, ni de tuberculine. « Ce qui explique sa parfaite innocuité. On ne saurait en dire autant des sérums dans lesquels entre la tuberculine » (2).

M. Viguier de Maillane aurait ainsi traité une soixantaine de malades, chez lesquels les résultats auraient été d'autant meilleurs que la lésion est moins avancée. Ce que nous ne cessons de répéter inlassablement ; soignez toujours un tuberculeux au début et vous le guérirez. Il n'y a jamais eu de réaction locale inflammatoire, chez quelques-uns seulement un peu de fièvre (3).

En 1908, on publie les résultats fournis par le sérum Lannelongue appliqué à l'homme. Ce sérum provient d'ânes soumis à une toxine extraite de bacilles tuberculeux par chauffage à l'eau à 120°, précipitée par acide acétique, et

---

(1) Docteur L. BABONNEIX, Le bilan actuel de la Sérothérapie et de la Vaccination antituberculeuse, *Gaz. des Hôpitaux*, 1906, p. 1688.

(2) In *Gaz. des Hôpitaux*, 1907, p. 189. Académie de Médecine.

(3) Académie des Sciences, 12 octobre 1908.

redissoute dans du carbonate de soude. Il a été utilisé par Comby, Le Noir, Kuss et Legry.

De l'ensemble des résultats, il ressort que le sérum a été employé chez l'homme sans danger, et qu'il a paru un adjuvant utile dans la thérapeutique habituelle (1).

Adjuvant, soit, mais pas traitement spécifique vrai! Les auteurs, tout en reconnaissant la parfaite innocuité de cette sérothérapie, ne la considèrent pas du tout comme spécifique. On sent qu'ils doutent beaucoup du sérum. Babonneix ne s'était guère trompé dans ses conclusions de 1906.

Nous devons parler également du sérum de Marmoreck, qui, entre les mains de beaucoup d'auteurs, a donné des résultats. Nous l'avons employé dans différents dispensaires, dans de bonnes conditions, chez quelques tuberculeux du 1ᵉʳ degré et au 2ᵉ degré, et nous avons dû reconnaître constamment son inefficacité chez nos malades. Ajoutons cependant qu'il est bien toléré même chez les enfants, et il agit sur tous les symptômes. D'une communication faite à l'Académie de Médecine par M. Charles Monod, il ressort que, sur 43 travaux faits sur le sérum Marmoreck, 5 sont hostiles, 38 favorables, avec un total de 590 observations (2).

Par notre expérience personnelle nous certifions que ce sérum est loin de présenter les dangers des tuberculines : ni réaction locale, ni générale. Mais nous pensons qu'il n'a pas l'activité thérapeutique du Dioradin.

Au Congrès international de la Tuberculose tenu à Washington en 1908, MM. Flick et Landis, de Philadelphie, sont très sévères pour le sérum de Maragliano : les résultats sont nuls. M. Landis a vu, dans 17 % des cas traités avec ce sérum, des phénomènes d'intolérance survenant rapidement.

---

(1) Rapport de M. HÉRARD (très favorable) à la commission de la tuberculose. Académie de Médecine, 22 janvier 1907.

(2) Séance du 15 janvier 1907.

Dès 1890, nous avons songé nous-même à traiter des tuberculeux avec du sérum provenant d'animaux réfractaires à la tuberculose ou immunisés préalablement contre cette infection. A une époque où l'on ignorait encore les bases de la sérothérapie, où von Behring lui-même n'avait pas encore préparé le sérum antidiphtérique, nous avons pratiqué la transfusion de sang de chèvre (animal rarement bacillaire) à de très nombreux tuberculeux. Le succès a été médiocre. Un peu plus tard, nous avons immunisé des chevaux et des ânes avec du bacille atténué par la chaleur, et nous avons injecté le sérum provenant de ces animaux à plusieurs centaines de tuberculeux : ici encore, les résultats furent déplorables et négatifs. Nous avons employé depuis, dans les Dispensaires de l'Œuvre de la Tuberculose Humaine, tous les sérums dits antituberculeux, émanant des sources les plus autorisées, et toujours et constamment l'échec fut complet et les résultats nuls. Pourquoi cet écueil thérapeutique? Tout simplement parce qu'on n'est jamais parvenu à conférer aux animaux un degré d'immunité assez puissant pour transformer leur sérum en agent thérapeutique, et cela pour la raison que, biologiquement parlant, le bacille de Koch ne ressemble en rien au bacille de Lœffler, au bacille d'Eberth ou au streptocoque. Nous avons fait ressortir plus haut cette différence profonde de vie, de culture, de virulence, et il nous semble inutile d'insister davantage sur ce point, le médecin comprenant la valeur de nos arguments. Pour tout dire, nous ne pensons pas qu'on parviendra à découvrir ce sérum spécifique, pas plus qu'on n'est arrivé à trouver le sérum spécial contre la syphilis. Ces deux entités morbides, sans revêtir les mêmes caractères au point de vue clinique, ont quelques ressemblances thérapeutiques. Et, de même qu'en syphilothérapie on a dû recourir à des agents chimiques pour enrayer le développement de l'infection spécifique, de même en tuberculose nous sommes obligés d'employer un composé chimique pour neutraliser le terrain, pour le stériliser, pour combattre les bacilles et ses toxines et enrayer leur action néfaste.

Ce composé chimique nous croyons l'avoir trouvé dans le Dioradin, iode-menthol radio-actif, dont nous avons eu l'occasion de parler dans une précédente communication. Nous avons alors donné notre opinion sur la valeur de ce composé chimique, découvert par nos savants confrères MM. le docteur de Szendeffy et le professeur Augustin. Nous avons examiné les différentes parties de ce produit, attribuant à l'iode la juste valeur bactéricide qui lui revenait, mais insistant surtout sur la grande puissance thérapeutique du radium, qui, suivant nous, jouait le principal rôle dans les résultats obtenus et dans nos expériences animales et sur le terrain clinique. *Ces expériences fort concluantes et ces observations cliniques très nombreuses, nous les produirons un peu plus loin, en les interprétant impartialement.* Auparavant, nous voulons précisément faire ressortir l'importance du radium dans la thérapeutique antituberculeuse, et cela en nous appuyant non seulement sur nos travaux, mais en citant encore d'importantes recherches publiées récemment.

CHAPITRE II

Les effets du Radium (1).

Depuis l'impression de notre premier travail (mai 1911) sur le Dioradin, nous avons acquis la certitude presque

---

(1) Tous nos remerciements à M. le Docteur L. Dieupart, qui a bien voulu nous aider dans ces recherches bibliographiques sur le radium.

mathématique que les excellents effets dynamogènes produits par l'injection quotidienne du médicament étaient dus
presque entièrement au sel de radium contenu. Les faits cliniques démontrent que ces effets subsistent encore longtemps
après la cessation du traitement. Il semble qu'il y a là quelque
analogie avec les reliquats des injections insolubles de sels
de mercure. On sait en effet que, longtemps après ces injections, les urines des malades contiennent des traces de mercure, et cela quelquefois six mois après cessation de tout
traitement. La conclusion thérapeutique est simple : le
syphilitique traité à l'huile grise reste longtemps sous
l'influence bienfaisante du médicament et échappe ainsi, pendant cette lente mercurialisation, aux manifestations de son
mal.

Nous pensons que le radium du Dioradin se comporte
absolument comme le sel mercuriel insoluble. Le Dr Dieupart
a une malade, venue le voir en avril pour des hémoptysies,
qui n'a pas eu d'injection de Dioradin depuis le 30 juillet et
qui continue à se bien porter, à se sentir tout aussi valide
que pendant le traitement.

Dans les différents dispensaires de l'Œuvre de la Tuberculose Humaine, les observations cliniques semblables
abondent, et nous pourrions citer de nombreux cas analogues
où les malades, malgré la cessation lointaine des piqûres,
continuent à en éprouver les effets salutaires.

Pratiquement, après une cure au Dioradin, le tuberculeux
reste longtemps sous l'influence de la thérapeutique.

Jamais, aucun médicament antituberculeux, quel qu'il soit,
quel que soit son mode d'administration, n'a continué à montrer son action d'une façon si durable. C'est que tous les
produits s'éliminent rapidement, ne restent pas dans l'organisme.

Le radium, au contraire, y séjourne longuement.

Nous n'avions de ceci qu'une certitude clinique, lorsque,

dans des recherches bibliographiques, nous avons trouvé la certitude expérimentale.

Déjà en mai 1908, à l'Académie des Sciences, les docteurs Dominici et Faure-Beaulieu avaient présenté une note sur l'arrêt et le séjour prolongé du sulfate de radium dans les tissus vivants.

I. — *Expérience d'Alfort. Un cheval radio-actif.*

Le professeur G. Petit, d'Alfort, le docteur Dominici et M. Jabouin ont, le 12 juillet 1909, « injecté dans la jugulaire droite d'un cheval très âgé, mais en bonne santé, 1 milligramme (1.000 microgrammes) de sulfate de radium insoluble dilué dans environ 250 centimètres cubes de sérum physiologique (1). »

« Cette injection d'une dose relativement forte de radium a été supportée sans inconvénient par le cheval, qui n'a manifesté absolument aucun malaise pendant et après l'expérience, ce qui démontre l'innocuité des injections intraveineuses des sels de radium insolubles, même à des doses relativement importantes. »

Nous avons cité textuellement ce passage parce qu'en ce qui concerne le Dioradin beaucoup de confrères nous ont posé la question : « Est-ce douloureux? » Nous avons toujours dit : Non. Ce non est basé maintenant sur plus d'une année d'expérimentation, sur des milliers d'injections. Jamais ce n'est douloureux, même chez des cachectiques très maigres où il n'y a plus littéralement que la peau sur les os.

Le cheval du professeur G. Petit, d'Alfort, passa du poids de 380 kilogrammes à 410. Il est vrai que la bonne alimen-

___

(1) *Sur la radio-activité persistante de l'organisme résultant de l'injection intra-veineuse de sulfate de radium et sur l'obtention d'un sérum radio-actif.* Académie des Sciences, 7 mars 1910. *Bulletin de l'Association française pour l'étude du cancer*, séance du 14 mars 1910, p. 146 à 149 (*in extenso*).

tation intervint peut-être aussi pour une partie dans cette amélioration.

La radio-activité des excreta fut constatée longtemps après l'injection. De l'urine recueillie le 2 septembre, mesurée quant à son pouvoir radio-actif, le 26 janvier seulement, donna 0 mgr. 033 environ par litre. La décharge radio-active fut d'abord abondante, puis peu à peu l'élimination faiblit, laissant une partie du sel fixée dans l'organisme. Il arrive un moment où il n'est plus possible de trouver du radium dans l'urine.

La radio-activité persiste plus de six mois après l'injection de sulfate de radium insoluble.

Pour le sang, M. le professeur G. Petit constata que le nombre des globules rouges avait augmenté en six mois de plus de deux millions par millimètre cube.

Le 29 novembre, quatre mois après l'injection, on prend un demi-litre de sang. La mesure de l'émanation prise vingt-quatre heures après donne 50 grammes en 15 secondes, correspondant à 0 microgr. 25 de radium par litre. Ce même demi-litre, mis en vase clos, donne le 27 décembre 50 grammes en seize secondes. L'émanation s'était donc reproduite, ce qui indique que le sang contenait du radium en nature.

Le 14 janvier 1910, une nouvelle prise de sang a été faite. A la première mesure, on n'a pu constater de radio-activité : sept jours après, le liquide, conservé en vase clos, donnait 50 grammes en vingt-deux secondes, quantité correspondante à 0 microgr. 17 de radium.

Ainsi donc une injection intra-veineuse de sulfate de radium insoluble détermine « une radio-activité permanente du sang, partant de l'organisme tout entier.

« Une certaine quantité de sulfate de radium reste en circulation d'une façon permanente dans l'organisme du cheval ayant servi de sujet d'expérience. »

A l'émanation issue de ce sel en circulation, il faut ajouter celle produite par des particules de radium fixées dans les poumons.

« Il est légitime de supposer que cette diffusion prolongée d'émanation dans tout l'organisme est susceptible d'agir sur la constitution intime et la physiologie des tissus et d'influencer heureusement cette dernière. »

Actuellement M. le professeur Petit poursuit en collaboration avec Dominici une série de recherches fort intéressantes sur cette nouvelle sérothérapie, basée sur l'emploi d'un sérum dont la radio-activité a été renforcée par une nouvelle injection intraveineuse d'un nouveau milligramme de radium.

Cette injection faite au même cheval, le 9 mars 1910, a été admirablement supportée.

II. — *Hémorragies. Radium et Hémoptysies.*

Récemment, un de nos confrères nous écrivait pour nous demander s'il était contre-indiqué d'employer le Dioradin en cas d'hémoptysies. Jusqu'ici, contrairement à l'opinion exprimée dans une notice du docteur de Szendeffy, nous n'avons jamais considéré cela comme une contre-indication. Chaque fois qu'un malade crachait du sang, nous avons toujours vu l'hémoptysie s'arrêter par l'usage seul du Dioradin. Voici un fait qui vient confirmer nos observations cliniques. Le professeur G. Petit, à qui le docteur L. Dieupart a demandé des renseignements sur son cheval radio-actif, a cité le cas de sa chienne atteinte d'entérite hémorragique. Il paraît que chez les chiens c'est une maladie qui ne pardonne pas et tue très rapidement. Les collègues d'Alfort consultés avaient jugé la bête perdue. En désespoir de cause, M. Petit fit deux injections de sérum radifère, puis une injection de

100 grammes du sérum du cheval radio-actif. Contrairement à toutes les prévisions, la chienne a guéri (1).

Nous sommes très heureux de citer ce fait, parce qu'il vient appuyer ce que nous avons dit dans notre premier travail. Dans une observation du docteur Michalovitch les hémoptysies sont arrêtées dès la huitième piqûre de Dioradin. Une de nos malades personnelles vint nous voir en pleine période hémoptysique et à la troisième piqûre l'hémorragie s'arrêtait.

Nous avons observé fréquemment des cas semblables où l'hémoptysie même abondante s'arrêtait sous l'influence d'injections de Dioradin.

Si nous avons longuement exposé la communication de MM. Petit, Dominici et Jabouin, c'est qu'elle présente, pour expliquer les effets thérapeutiques du Dioradin une importance considérable. Elle confirme, alors que nous l'ignorions, tout ce que nous avons dit en mai 1911, dans nos conclusions. Le Dioradin produit une augmentation de poids. Le cheval injecté au sulfate de radium a pris 30 kilogrammes. Le Dioradin est indolore comme l'injection intraveineuse de sel insoluble.

Il est puissamment dynamogénique, ce qui s'explique par la radio-activité qu'il infuse à l'organisme.

III. — *Persistance du Radium dans l'Organisme.*

Une chose digne d'attention c'est que cet effet dynamogénique semble persister longtemps après la cessation du médicament. N'y aurait-il pas là quelque fait analogue à ce qui se passe pour les sels de mercure insolubles? La clinique

---

(1) Nous tenons à remercier M. le Professeur Petit du très aimable accueil qu'il a fait à un de nos collaborateurs et à signaler aux confrères les richesses vraiment innombrables de sa collection de pièces anatomo-pathologiques.

nous répond par l'affirmative; les recherches du professeur Petit également.

Tout récemment, en août 1911, les docteurs Fabre et Ostrovsky ont expérimentalement prouvé cette très lente élimination du radium injecté.

Ils ont conservé une trentaine de cadavres de cobayes injectés avec les solutions radifères et ayant survécu de deux à soixante jours. M. Georges Fabre les a calcinés et a mesuré par la méthode de l'émanation équilibrée en vase clos, pendant un mois, la teneur de ces cendres en sulfate de radium.

Ces chiffres ont permis de constater : 1° que plus de la moitié du sulfate de radium injecté est éliminé dans les premières quarante-huit heures;

2° Que l'élimination est ensuite tellement lente que les cobayes ayant survécu un ou deux mois contenaient approximativement la même proportion de radium que ceux qui n'avaient survécu que quelques jours;

3° Que la quantité éliminée au début et la quantité conservée dans l'organisme étaient toutes deux proportionnelles à la quantité injectée.

« Ramsauer et Albert Caan (Heidelberg) trouvèrent que la principale élimination des produits solides radio-actifs se fait par la voie sanguine, c'est-à-dire essentiellement par la voie de l'urine, contrairement à ce qui se passe pour l'émanation, qui, comme on le sait, sort principalement du corps par la voie de la respiration.

» Cette opération se fait très lentement, elle peut durer des années, suivant les circonstances; l'injection d'un sel de radium insoluble est la méthode la plus efficace pour charger le sang d'émanation pendant longtemps (1). »

---

(1) Docteur EICHHOLZ, Président de l'Association des médecins de Kreuznach-les-Bains, *Aperçu concernant les études faites sur le Radium dans le cours de l'année 1910*, p. 13. Brochure de Kreuznach, 1910.

L'auteur exprime la crainte que ce médicament « infusé pour toute la vie à un homme » ait des effets ultérieurs qu'il n'est pas encore possible de prévoir.

Crainte qui nous paraît bien vaine jusqu'ici.

Ces recherches et les précédentes s'appliquent à un sel insoluble, il est vrai. Nous ne pouvons nous empêcher de penser qu'il y a certainement une grande analogie entre lui et la solution que nous employons. D'ailleurs tous deux donnent de l'émanation et c'est par elle qu'ils agissent.

IV. — *A doses infinitésimales le Radium agit.*

On nous a objecté que le Dioradin contenait une quantité vraiment infinitésimale de sel de radium. Le cheval d'Alfort reçut un milligramme pour un poids de 400 kilogrammes, poids moyen, soit deux millièmes et demi de milligramme par kilogramme d'animal. C'est là, on en conviendra, une quantité infinitésimale. Pour un adulte, homme du poids moyen de 70 kilogrammes, cela ferait environ un sixième de milligramme.

Et pourtant à cette dose infime les effets de ces atomes radifères sont nets et indiscutables... six mois après.

On semble avoir prévu cette action du radium à petites doses.

Le docteur A. Darier, à propos de ses vertus analgésiantes, dit que même à faible intensité, le radium est capable d'amener souvent une cessation rapide de l'élément douleur.

« L'activité du radium que j'ai employé, mesurée au laboratoire de M. Curie, variait de 10 à 7.000 U. Pour les faibles activités je laissais agir les tubes contenant le radium pendant deux et quatre jours, et même jusqu'à quinze jours.

» Ces faibles activités sont d'un prix très abordable et de nouveaux essais me permettent d'espérer que, même avec des substances radio-actives par induction, les mêmes résultats thérapeutiques pourront être obtenus, ce qui en rendrait le prix abordable pour tous les malades (1). »

Nous avons souligné « substances radio-actives par induction » parce qu'il semble bien qu'il y a comme un pressentiment de ce que maintenant nous donnent les liquides radio-actifs.

Wickham, médecin de Saint-Lazare, et Degrais, chef de laboratoire à l'hôpital Saint-Louis, ont écrit : « Nous savons déjà que les doses faibles de rayons Y employés seuls (activité 4.000) pendant 70 à 120 heures consécutives peuvent guérir avec la même rapidité et sans réaction inflammatoire exulcérative un gros épithélioma bourgeonnant aussi bien que peuvent le faire une dizaine de séances de une heure, espacées en 20 jours environ, de doses globales très fortes (activité 5.000, 85 à 90 % de rayons B et 10 à 15 % de rayons Y) (2). »

Les deux auteurs citent l'exemple d'un bébé d'un an qui souffrait d'un eczéma de la face rebelle à tout traitement. « Il a suffi de l'application sur chaque plaie d'un appareil de 6 centimètres de diamètre, de radio-activité extérieure 580.000 pendant une minute et demie le premier jour et autant le lendemain pour qu'au bout de 15 jours la mère écrivit que son bébé n'avait plus rien (3). »

Trois minutes de traitement : on conviendra qu'il s'agit là de doses véritablement infinitésimales et cependant d'une prodigieuse activité.

---

(1) A. DARIER, Action analgésiante et névrosthénique du radium à doses infinitésimales et inoffensives (Académie de Médecine, 16 février 1904), in *Revue de thérapeutique*, 1904, p. 213 (n° du 15 mars).

(2) WICKHAM et DEGRAIS, *Action spécifique du Radium*, Xe Congrès français de Médecine, Genève, septembre 1908.

(3) WICKHAM et DEGRAIS, Société médicale des Hôpitaux, 27 mars 1908. *Traitement par le Radium des angiomes, nœvi pigmentaires, des épithéliomas, des cicatrices vicieuses.*

Il n'est pas nécessaire que le radium ait une forte activité pour produire un résultat. Il semble bien que cette force serait au contraire dangereuse. Par exemple, le professeur Gaucher dit que les épithéliomas de la portion muqueuse de la lèvre sont aggravés par les rayonnements de forte intensité. Ces tumeurs sont améliorées par des rayons ultra-pénétrants, c'est-à-dire dont l'intensité est relativement minime (1).

Le docteur L. Chevrier, chirurgien des hôpitaux de Paris, dans une étude sur le traitement du rhumatisme blennorragique, par le sulfate de radium insoluble, n'injecte pas plus de 20 à 40 microgrammes par articulation; pour deux genoux, il injecta 70 microgrammes, c'est-à-dire 70 millièmes de milligramme, soit 7 centièmes de milligramme. A ces doses infimes le rhumatisme guérit. Nous en reparlerons ultérieurement (2).

Dans une petite brochure fort intéressante publiée en 1910 par les médecins de Kreuznach, on trouve un chapitre sur l'action nuisible des fortes doses d'émanation de radium sur l'organisme (3). A Kreuznach, où les eaux sont fortement radio-actives, on a constaté plusieurs cas où les malades ne pouvaient supporter les bains. Cela s'explique assez difficilement. Mesernitzky conclut que l'émanation de radium n'est pas un gaz indifférent; que la quantité d'émanation capable

---

(1) GAUCHER, Traitement de l'épithélioma de la peau et des muqueuses dermo-papillaires par les applications de radium. Leçon clinique faite à l'hôpital Saint-Louis, in *Gaz. des Hôpitaux*, 1909, p. 55.

(2) Voir à ce sujet les communications du docteur Chevrier :

I. De quelques effets généraux des petites quantités de Radium insoluble introduites dans l'organisme, in *Tribune Médicale*, 19 mars 1910.

II. Effets généraux et locaux des petites doses de Radium, au Congrès de Physiothérapie de Paris (mars 1910).

III. Radium et cicatrisation. Epidermisation, bourgeonnements sous l'influence de petites doses de Radium. *Progrès Médical* (2 avril 1910).

(3) Docteur P. MESERNITZKY, Saint-Pétersbourg, Kreuznach, p. 22,

d'avoir des effets secondaires sur différents organismes est soumise à de grandes fluctuations. Il indique comme doses minima et maxima des doses variant de 100 à 900 unités Mache (mesure employée à Kreuznach), en faisant observer que chaque cas doit être rigoureusement individualisé, parce que les différents organismes peuvent réagir différemment sous l'influence de l'émanation.

(Les médecins de Kreuznach étudient surtout la goutte et les affections articulaires. Nous n'y insisterons pas davantage).

Ainsi donc le radium, soit en sel insoluble, soit en liquide radio-actif d'émanation, agit à doses extrêmement faibles. On les mesure au millième de milligramme. Nous croyons avoir suffisamment insisté pour qu'on soit bien persuadé que l'infime quantité de radium contenu dans le centimètre cube de Dioradin injecté quotidiennement suffit à remplir son rôle de bactéricide et de dynamogène.

V. — *Action du Radium sur les Tumeurs.*

Il nous paraît utile, bien que la chose ne rentre pas tout à fait dans le cadre de notre sujet, de résumer rapidement ce qui s'est fait récemment dans le domaine radiumthérapique des tumeurs quelconques. Puisque le radium agit en ce cas, il est *a priori* certain qu'il doit agir également dans les proliférations tuberculeuses, aussi bien osseuses que pulmonaires. C'est du reste ce que nous verrons tout à l'heure en résumant les travaux dernièrement parus sur l'action du radium sur les bacilles de Koch et les tuberculoses diverses.

Dans des rétrécissements cancéreux de l'œsophage par application *in situ* (quatre à cinq heures), de tubes radifères ultra pénétrants de Dominici, MM. Guisez et Barcat ont obtenu une augmentation du calibre de l'œsophage, qui chez deux malades a repris ses dimensions normales, et une dis-

parition complète des sécrétions putrides et sanguino-
lentes (1). Ils ont observé une amélioration notoire dans une
affection réputée incurable.

Retenons simplement cet « assèchement » des lésions que
nous avons observé chez quelques-uns de nos malades.

Wickham et Degrais, à propos du cancer du sein, notent
le caractère indolore des applications qui sont faites sans
lésions de la peau (2).

On obtient des régressions très notables de tumeurs inopérables en introduisant les tubes radifères dans la tumeur
elle-même, lymphadénome de la parotide, sarcome inopé-
rable, etc., etc. (3).

Le docteur Minet signale une amélioration considérable
d'une tumeur de la vessie par le traitement Dominici : augmentation de la capacité vésicale, disparition des douleurs
de la miction, état général excellent (4).

Au bout de quatre mois de traitement, une grosse tumeur
épithéliomateuse (saillie de 5 centimètres, surface de 9 × 12)
avait régressé ; au bout de dix mois, il ne restait plus que
des petits noyaux mobiles, durs, semblant résulter d'une
transformation fibreuse (5).

---

(1) GUISEZ et BARCAT, Plusieurs cas de traitement de l'épithélioma de
l'œsophage par les applications directes du Radium. Société médicale des
hôpitaux, 2 avril 1909, in *Gaz. des Hôpitaux*, p. 488.

(2) WICKHAM et DEGRAIS, le Radium dans le traitement du cancer du sein.
Académie de médecine, 15 mai, in *Gaz. des Hôpitaux*, 1909, p. 762.

(3) DOMINICI, Traitement des cancers profonds inopérables par le rayonnement ultra-pénétrant du Radium. Académie de médecine, 15 juin, in *Gaz.
des Hôpitaux*, 1909, p. 866.

(4) MINET, Néoplasme épithélial de la vessie traité par le Radium
(méthode Dominici). Société de médecine de Paris, 26 juillet 1909, in *Gaz.
des Hôpitaux*, 1909, p. 946.

(5) WICKHAM et DEGRAIS, Un cas de cancer épithéliomateux sous-cutané
de la région parotidienne et de grandes dimensions traité par le Radium.
Société médicale des hôpitaux, 2 juillet 1909, in *Gaz. des Hôpitaux*, p. 970.

Dans une très intéressante observation sur un néoplasme du pylore, René Gaultier et Georges Labey (1) constatent que leur malade, qui eut huit séances *in situ* de radium-thérapie, pesait avant l'opération 48 kilogrammes. Maintenant il en pèse 63. « Sa mine est totalement changée, c'est un tout autre homme que nous avons sous les yeux, apte au travail et heureux de vivre. »

La tumeur avait diminué considérablement.

De longues discussions eurent lieu en 1910 à la Société de chirurgie sur les effets du radium dans le cancer. Certains chirurgiens en sont très satisfaits, d'autres expriment la crainte que ces améliorations ne soient suivies un jour de récidives formidables, d'autres enfin disent : opérez d'abord, vous ferez de la radiumthérapie après. Malgré tout, ils reconnurent qu'il y avait dans ce produit quelque chose d'inconnu dont on devait chercher à tirer le meilleur parti. Le chirurgien Delbet se montra le plus acerbe en ses critiques que Dominici, dans un article très documenté de la *Gazette des Hôpitaux*, réfuta victorieusement point par point (2).

On voit donc par ce court aperçu, sans doute très incomplet, de la radiothérapie en 1909 et en 1910, que ce produit donne des résultats vraiment encourageants contre les tumeurs de quelque nature qu'elles soient.

VI. — *Action du Radium sur le Gonocoque.*

On sait combien est rebelle l'arthrite blennorragique. Ce rhumatisme tient le malade couché pendant des mois et par-

---

(1) Essai de traitement d'un néoplasme du pylore par l'application directe du Radium sur la tumeur grâce à une fistule gastrique permanente, in *Gaz. des Hôpitaux*, 1910, p. 211.

(2) H. DOMINICI, Sur quelques points du traitement des tumeurs malignes par le Radium. Réponse à M. Pierre Delbet, *Gaz. des Hôpitaux*, 1910, p. 1265.

fois le laisse estropié pour le restant de ses jours. On semble être parvenu par le radium à guérir cette chose inguérissable. Il paraît que le radium a là une action véritablement spécifique contre le gonocoque.

Le professeur Debove fit traiter par Dominici une malade de son service atteinte d'arthrite gonoccique suppurée : déformation du genou, pus abondant, douleurs intolérables, mouvements impossibles. Cette femme était enceinte, cause certaine d'aggravation de la maladie.

Le traitement fut fait avec des sels de radium collés sur toile ; le genou engainé dans l'appareil pendant 24 heures, 19 heures, puis 48 heures, puis 20 heures.

En 15 jours, la guérison fut complète, sans attitude vicieuse. C'est assurément au radium que revient la guérison de cette malade, qui, traitée par les moyens ordinaires, aurait certainement fait de l'ankylose (1).

Le docteur L. Chevrier, chirurgien des hôpitaux, a obtenu d'excellents résultats de l'injection de sels de radium insolubles dans l'articulation même.

« L'injection périarticulaire ou intra-articulaire de sels insolubles de radium me semble présenter tous les avantages des appareils à sels collés, des boues actinifères sans en avoir aucun des inconvénients ; elle contient toutes les radiations α, β, γ du radium ; l'incorporation aux tissus permet une action immédiate, diffusée à tout l'article, et prolongée indéfiniment, d'où disparition rapide et totale de la douleur. L'absence de tout pansement permet une mobilisation plus rapide. Il n'y a jamais aucun érythème, ni aucun autre inconvénient.

---

(1) Professeur DEBOVE, Arthrite blennorragique suppurée guérie par le Radium (hôpital Beaujon), in *Archives de Thérapeutique physique*, janvier 1911, p. 21.

« C'est donc, à mon avis, la méthode de choix dans le traitement radiumthérapique du rhumatisme blennorragique (1). »

Le docteur L. Chevrier cite : une arthrite du genou chez une femme, chez qui la douleur cessa dès le second jour de l'injection de 40 microgrammes de radium (sulfate), qui sortit tout à fait guérie (mobilisation intégrale) un mois après ; — une hydarthrose blennorragique des deux genoux chez un forain algérien ; la douleur cessa le jour même de l'injection ; 15 jours, plus du tout de liquide ; — une hydarthrose subaiguë du genou, 12 jours d'appareil plâtré : résultat nul ; compression ouatée, résultat nul ; liquide épais, ponction de 20 centicubes, injection de 40 microgrammes, cessation immédiate des douleurs ; 10 jours après exeat. Enorme hydarthrose chronique, douloureuse depuis 6 à 7 ans par intermittence, ponction de 60 centicubes d'un liquide jaunâtre, épais et visqueux, injection de 40 microgrammes. Depuis un an, le malade n'a jamais eu la moindre douleur dans son genou.

Ces cas cliniques sont extrêmement intéressants et prouvent nettement le pouvoir antimicrobien du radium, dont nous avons déjà parlé dans notre premier travail sur le Dioradin. De l'acquisition de cette vertu antiseptique du radium, il s'ensuit que nos conclusions se trouvent confirmées.

Et, à ce propos, nous ne pouvons nous empêcher de relever une assertion quelque peu aventureuse formulée par le docteur Eichholz. « Il paraît être certain que l'émanation, dans les doses thérapeutiques applicables, n'a aucune valeur antibacillaire. Ceci dit, il est donc évident qu'elle ne saurait

---

(1) Docteur L. CHEVRIER, chirurgien des hôpitaux de Paris, Traitement du rhumatisme blennorragique par les injections intra-articulaires ou péri-articulaires de sels insolubles du radium, in *Gaz. des Hôpitaux*, 19 mai 1910, p. 807.

être non plus considérée comme désinfectant spécifique interne dans les maladies infectieuses (1). »

Assertion victorieusement réfutée par la clinique. Nous ne pouvons admettre autrement l'action si énergique du radium, en quantité infinitésimale, que par l'émanation du liquide en lequel il est en suspension.

Wickham, par des expériences précises sur des cultures de gonocoques, a montré au contraire que les appareils à sels collés ne modifiaient en rien les cultures, qu'elles venaient mal sous l'influence des liquides radio-actifs.

Chevrier a fait des recherches sur le streptocoque en cultures radifères. Toutes ont été négatives et le streptocoque a poussé sans modifications quelconques. Toutefois, l'auteur fait des réserves, on connaît maintenant les variations trop fréquentes de la morphologie en bactériologie ; désormais on jugera surtout de la virulence par inoculation à l'animal. Les rayons α n'ont aucune action (10 microgrammes) sur la virulence des cultures de streptocoques.

Ces résultats sont tout à fait en opposition avec ceux que nous avons observés quant aux effets du Dioradin sur le streptocoque. Nous avons en effet vu le strepto associé au bacille de Koch disparaître très rapidement, et des angines à strepto pur guérir en 2 ou 3 jours. Notre médicament agit peut-être par son émanation mieux que du radium pur. Puis l'iode et le menthol sont deux puissants bactéricides qui, sans doute, viennent renforcer le pouvoir antistreptococcique du Dioradin.

Quoi qu'il en soit, le sulfate de radium a une action vraiment merveilleuse contre le gonocoque.

Renon a communiqué au Congrès international de physiothérapie des observations d'infections gonococciques généra-

---

(1) Page 4, *Communications radiologiques des médecins de Kreuznach*, 1910.

lisées traitées par des injections intraveineuses de sulfate de radium. Les résultats ont été satisfaisants et M. Renon croit le gonocoque particulièrement sensible au radium.

VII. — *Radium et Tuberculose.*

Dans notre première étude nous avons cité comme très importantes les recherches de Wickham et Degrais sur les bons résultats donnés par des injections *in situ* de liquides radio-actifs sur des foyers lupiques. Cet effet favorable serait dû à l'émanation émise par la solution.

1° *Injections de sulfate de baryum radio-actif dans le lupus.* — On trouve dans la littérature médicale des faits de même nature. Wickham a essayé des *injections de sulfate de baryum rendu radio-actif* et a obtenu sur des lupus des réactions se terminant au bout de quelque temps par une cicatrice souple. Il estime qu'en étudiant le dosage d'injections de ce genre, on arrivera à perfectionner les emplois du radium.

Wickham ayant procédé à des mesures sur l'intensité de la pénétration dans les tissus déclare que la méthode ordinaire (application externe du radium) ne peut donner des résultats bien remarquables, vu la disproportion existant entre l'absorption des couches superficielles et celles des couches profondes (1).

2° *Radiothérapie des bronchites.* — Le radium et les rayons X ayant entre eux plus d'une analogie, il nous paraît intéressant de signaler les recherches de Théodore Schilling. L'auteur ayant essayé la radiothérapie dans sept cas de bronchite chronique et d'asthme bronchique, vit une amélioration notable dans l'expectoration. L'action des rayons sur les

---

(1) WICKHAM, *Mode d'application et d'action du Radium.* Analyse de E. VOGT, in *Revue de Thérapeutique médico-chirurgicale*, avril 1906, p. 284.

sécrétions bronchiques ne paraît pas douteuse (1). L'auteur se servait d'une bobine de 30 centimètres et faisait des séances de 10 à 15 minutes.

3° Morton, contre le lupus préfère le radium aux rayons X. — Morton, dans le traitement du cancer et du lupus préfère employer le radium, parce qu'il approche la lésion mieux que les rayons X. « Il exerce une influence destructive sur les cellules cancéreuses et sur les éléments du lupus vulgaire. L'auteur cite un cas de lupus vulgaire. datant de 21 ans, guéri en quatre séances de 9 heures chacune (durée du traitement : sept semaines (2). »

Au Congrès français de médecine de 1907, où de nombreuses communications furent faites sur le radium employé en dermatologie, Dominici a montré que les radiations du radium pouvaient être employées pour les organes profonds, si l'on a soin de n'utiliser que des rayons très pénétrants. Il a eu aussi des cas très encourageants dans des cystites tuberculeuses, et dans certains processus inflammatoires ou néoplasiques, tuberculose ganglionnaire, squirre du rein.

4° Traitement de la tuberculose profonde. — Tout récemment, en juillet 1911, Dominici et Henri Chéron communiquaient à l'Académie de Médecine un important travail sur cette question. Nous regrettons vivement de n'être pas en possession du texte *in extenso* de cette étude importante pour la thèse que nous défendons. La communication des auteurs a été faite avant les vacances, renvoyée à l'examen du professeur Debove comme rapporteur, et jusque-là le texte entier ne peut paraître.

---

(1) Théodore SCHILLING, Action favorable de la Radiothérapie dans la bronchite chronique et l'asthme bronchique. Analyse de L. JUMON, in *Revue de Thérapeutique*, 1er octobre 1906, p. 673.

(2) MORTON, *Le Radium employé comme traitement du cancer et du lupus*, Congrès international de Physiothérapie. Rome, 13 octobre 1907, cité in *Archives de Thérapeutique physique*, 20 février 1908, p. 47.

Quoi qu'il en soit, des analyses nous donnent une idée suffisante des recherches de Dominici et Chéron. Depuis deux ans ils étudient les effets dans les tissus tuberculeux du sulfate de radium pur contenu dans des tubes en argent, en or ou en platine appliqués, tantôt en surface, tantôt dans l'épaisseur même de la lésion.

« Quelquefois les résultats ont été nuls, mais le plus souvent on a obtenu, suivant les malades et la nature des lésions, des améliorations passagères ou durables et même des guérisons complètes. C'est surtout dans les cas d'adénopathies tuberculeuses rebelles, de caries costales de l'enfance que ce nouveau traitement s'est montré le plus efficace. Egalement bon effet dans un cas de fistule consécutive à l'extirpation incomplète des foyers bacillaires. Des guérisons sont survenues au bout de deux ou trois applications de vingt à vingt-quatre heures chacune à un mois d'intervalle. MM. Dominici et Chéron concluent à la possibilité de guérir par la radiumthérapie certaines lésions tuberculeuses rebelles à d'autres traitements, et sans donner le radium comme un remède spécifique, ils pensent qu'on peut le faire utilement intervenir comme complément des autres agents physiques de la chirurgie et de la médecine interne (1).

Il nous semble qu'avec le radium nous sommes sur le point d'avoir enfin un médicament réellement actif dans la tuberculose et qui n'a pas encore donné tout ce qu'on peut attendre de lui.

5° *Un cas d'arthrite tuberculeuse guérie par le Dioradin.* — Le radium du Dioradin agit, lui aussi, sur la tuberculose osseuse, témoin le cas suivant : Un confrère adresse au Dr Dieupart un malheureux phtisique, caverneux, cachec-

---

(1) DOMINICI et H. CHÉRON, *Traitement des lésions profondes tuberculeuses extra-pulmonaires par l'introduction de tubes radifères* (Communication à l'Académie de Médecine, 25 juillet 1911).

tique, du type de ceux dont on ne peut rien espérer comme amélioration. Les lésions pulmonaires étaient graves. Cependant, pour avoir l'air de faire quelque chose et pour produire quelque amélioration, on fit du Dioradin. Le malade meurt. Nous nous sommes suffisamment expliqué au cours de ce travail sur l'impossibilité où nous étions de faire du miracle.

Mais, et c'est ici que la chose devient intéressante, cet homme qui meurt de cachexie phtisique meurt guéri d'une arthrite tuberculeuse qu'il avait au poignet droit depuis janvier 1911. Impotence fonctionnelle complète, le malade se sert de la main gauche en toute circonstance. Le poignet est gonflé, déformé ; on sent des grains riziformes ; la flexion est à peu près impossible et très douloureuse. Quinze jours d'injections quotidiennes d'iode-menthol radio-actif et le poignet commence à recouvrer ses mouvements. Bref, après quelques semaines d'amélioration pulmonaire le malade rechute, ne peut sortir et se sert de sa main droite comme auparavant.

Le Dioradin, malgré l'état général déplorable, a guéri très manifestement une arthrite pour laquelle on avait proposé un appareil plâtré. Le malade a été vu pour la première fois en juin, et c'est au bout de 25 injections environ qu'il put se servir de sa main, sans douleur.

Ce n'est pas plus à l'iode qu'au menthol qu'on doit attribuer cette action efficace, mais bien au radium. Les expériences de Dominici et H. Chéron semblent confirmer notre manière de voir.

Rappelons brièvement les recherches de Szendeffy sur des cobayes tuberculisés. Les injectés au Dioradin résistaient, tandis que les cobayes témoins succombaient. D'autre part, le liquide injectable n'étant pas additionné d'un sel de radium, n'avait qu'une action assez faible.

6° *Recherches des docteurs Fabre et Ostrovsky sur la nécrotuberculine radifère.* — Des recherches extrêmement intéressantes ont été présentées par les docteurs Fabre et Ostrovsky, au Congrès international de Radiologie à Bruxelles (septembre 1910) et au Congrès de Dijon (août 1911) de l'Association française pour l'avancement des sciences. Elles confirment et viennent renforcer les recherches de M. le docteur de Szendeffy, de Budapesth.

Le docteur Ostrovsky prépare une nécrotuberculine avec des bacilles morts qui ont déjà servi à l'extraction de la tuberculine de l'Institut Pasteur. Elle est titrée de façon à tuer à la dose de 1 centimètre cube 100 grammes de cobaye neuf en 24 ou 48 heures. Elle présente la totalité des poisons des bacilles de la tuberculose humaine.

Ostrovsky et Fabre firent deux séries d'expériences :

1° Mélange à la toxine d'une dose connue de sérum Dominici-Jabouin (sulfate de radium insoluble en émulsion injectable) et laisser ce mélange en tube scellé 8 à 30 jours avant injection aux cobayes sains (Méthode des toxines radifères).

2° Exposition de la toxine en éprouvette à parois minces au rayonnement d'appareils à sels collés 8 à 30 jours.

Les deux auteurs eurent des résultats négatifs avec la toxine tétanique ; avec la toxine diphtérique, tandis que les cobayes de contrôle mouraient de 24 à 72 heures après l'inoculation, les inoculés à la toxine radifère survivaient de 5 à 12 jours en moyenne et même 20 à 30 jours.

En ce qui concerne la tuberculose :

1° La nécrotuberculine pure tue les cobayes témoins en 1 à 3 jours après inoculation ;

2° Les cobayes radio-activés survivent de 10 jours à 2 mois et demi ;

3° Chez ceux-ci les lésions toxiques sont moins étendues et se cicatrisent plus vite que chez les animaux de contrôle ;

4° Les lésions des capsules surrénales sont moins marquées que chez les témoins ;

5° L'action du sulfate de radium est plus active quand on emploie des doses moyennes, par exemple 20 microgrammes pour 20 centicubes ; quand il est laissé plus de 30 jours en présence de la nécrotuberculine, l'émanation atteignant ainsi son équilibre.

Fabre et Ostrovsky ont employé pour la même quantité de toxine des doses de sel de radium de 10 à 40 microgrammes, des durées d'émanation de 10 à 43 jours.

En ce qui concerne les bacilles de Koch :

1° Des cobayes inoculés avec la culture radifère présentaient localement une ulcération qui cicatrisait rapidement. La caséification du chancre et des ganglions était moins prononcée ;

2° Les lésions internes présentaient moins d'étendue et moins de congestion que chez les animaux de contrôle.

On avait injecté, pour cette série de recherches, une émulsion de bacilles de Koch vivants atténués, à 10 témoins 10 centicubes, à 10 autres cobayes 8 centicubes de cette émulsion additionnée de 2 centicubes de sérum contenant 40 microgrammes de sulfate de radium. Puis tous les animaux furent sacrifiés au bout de trente jours.

Les recherches des docteurs Ostrovsky et Fabre présentent un intérêt considérable pour l'avenir de la radium-thérapie tuberculeuse.

Ce sel atténue dans des proportions considérables la marche de la lésion. Jamais aucun produit, chez les animaux, n'a donné jusqu'ici des résultats si favorables.

Quand nous avons dit en mai 1911 que le Dioradin faisait en certains cas disparaître le bacille de Koch dans les crachats, beaucoup de nos confrères ont fait montre d'une incrédulité notoire. Qu'ils veuillent bien lire les recherches que nous n'avons pas inspirées et que nous ignorions, puisqu'elles ne furent publiées dans la presse médicale qu'au mois d'août. Elles confirment par le laboratoire les faits cliniques surprenants que nous avions relatés.

Nous espérons que maintenant on voudra bien en France se rendre compte que le médicament imaginé par le docteur de Szendeffy mérite réellement quelque créance. Les affirmations du médecin hongrois sont maintenant acquises par la science.

Dans une note présentée à la Société de Biologie (15 janvier 1910), Dominici et Faure-Beaulieu ont montré l'innocuité des injections du sulfate de radium, voire le séjour prolongé du produit dans l'organisme : au moins un an et demi.

« Des doses de sulfate de radium incapables de troubler l'état physiologique normal de l'homme semblent douées de résultats thérapeutiques à en juger par les résultats obtenus sur des tumeurs malignes, *des adénopathies tuberculeuses*, voire la *tuberculose pulmonaire*, dans une série de recherches pratiquées avec le docteur Goyon, dans le service du professeur Robin, pendant les années 1908-1909 (1) ».

De nombreux médecins ont employé le radium contre le lupus et ont obtenu de bons résultats.

A la Société néerlandaise de laryngologie, le docteur P. Meyyer cite trois lupus traités par l'application de tubes de 25 milligrammes de bromure de radium. L'auteur remarqua que les applications longues et espacées donnaient un meilleur résultat que celles plus courtes et plus rapprochées. Deux cas semblent avoir été améliorés (2).

---

(1) DOMINICI et FAURE-BEAULIEU, Arrêt et séjour prolongé du sulfate de radium dans les tissus vivants, pendant une durée excédant une année (in *Gaz. des Hôpitaux*, p. 89, 1910).

(2) P. MEYYER, A propos de la Radiumthérapie. *Revue hebdomadaire de Laryngologie*, 11 février 1905, p. 154. Analyse de P. VIOLLET, in *Gaz. des Hôpitaux*, p. 476, 1905.

Nous espérons, par cette longue revue de la radiumthérapie, avoir prouvé l'action réellement énergique de ce produit contre les microbes et contre la tuberculose. La radiumthérapie antituberculeuse n'est qu'à son aurore et déjà elle donne des résultats inespérés.

Nous avons maintenant plus d'un an d'expériences cliniques sur le Dioradin. Il agit comme jamais un produit n'a agi en tuberculose. Du reste les expériences et les observations suivantes le prouveront.

CHAPITRE III

Partie expérimentale.

En étudiant l'action du radium, nous avons cité l'expérience du professeur Petit, d'Alfort, qui avait injecté 1 milligramme de sulfate de radium à un cheval épuisé et qui avait gagné consécutivement 30 kilos. Six mois après cette injection unique, les urines de ce cheval étaient encore radio-actives et un an après le sérum du même animal injecté à des chiens atteints d'entérite hémorragique les guérit de cette affection très grave qui ne pardonne presque jamais.

Dès le début de ses recherches sur le Dioradin, M. le docteur de Szendeffy a fait une série d'expériences sur des cobayes, expériences dont nous avons déjà parlé, et que nous reproduirons textuellement ici :

« La tolérance du Dioradin chez les cobayes de 200 à 350 grammes et les lapins de 900 à 1.000 grammes fut parfaite : des injections d'iode-menthol radifère, faites tous les deux jours, n'amenèrent aucun effet d'intoxication (1).

» La résistance à l'infection donna les résultats suivants : 2 cobayes témoins inoculés dans la cavité péritonéale moururent l'un 6 semaines, l'autre 10 semaines après l'infection; les poumons et la cavité péritonéale renfermaient de nombreux tubercules. Un cobaye injecté préventivement pendant 3 jours de suite avec 3 centigrammes d'iode-menthol, après bacillisation reçoit 10 injections quotidiennes. Disséqué au bout de 6 semaines, les poumons furent trouvés parfaitement sains.

» Dans une autre série d'expériences, des cobayes inoculés au ventre et aux cuisses moururent en 4 à 10 semaines. Des cobayes inoculés de même façon et soumis aux injections de 3 centigrammes tous les 2 jours guérirent assez rapidement des ulcérations produites par les bacilles; 6 mois après l'infection, ils sont encore en vie.

» Pour l'infection par inhalation le traitement doit être commencé au plus tard 15 jours après l'opération; passé ce délai, l'iode-menthol radifère n'a plus d'action et les animaux infectés meurent dans un délai de 6 à 8 semaines. Les bêtes inoculées avec des bacilles non acido-résistants moururent en quelques jours; cependant, dans les cas où les bacilles étaient moins virulents, les bêtes purent être conservées par le traitement par injections. »

M. le docteur de Szendeffy a renouvelé depuis maintes fois ces expériences qui ont abouti aux mêmes résultats. Il a fait plus. Il a éprouvé l'action antibacillaire sur des cultures virulentes de bacilles de Koch et il a obtenu les résultats suivants :

Lorsque des cultures de bacilles de Koch étaient arrivées

---

(1) Résumé d'un travail des docteurs DE SZENDEFFY et AUGUSTIN, de Budapest, *La Propriété antibacillaire des substances radio-actives.*

à un développement actif, M. le Dr de Szendeffy ajoutait au sérum de la culture quelques gouttes de Dioradin, et il parvenait constamment à entraver le développement de la culture. Ces expériences de laboratoire furent maintes fois répétées.

Citons encore comme mémoire une série d'expériences en cours que nous avons faites nous-mêmes. Elles sont à peine ébauchées, mais elles ont cependant une valeur relative.

On sait que fréquemment l'examen des crachats reste négatif, ce qui ne veut pas dire qu'il n'y a pas de bacilles dans les crachats d'un tuberculeux : le préparateur n'est pas tombé sur le nid de bacilles de Koch. Mieux vaut, quand on veut avoir une preuve certaine, inoculer les crachats du malade à un cobaye ou à un lapin et on peut alors se guider sur les résultats ultérieurs de cette inoculation.

C'est aussi ce que nous avons réalisé pour suivre la marche de nos tuberculeux soumis au Dioradin. Nous avons inoculé leurs crachats bourrés de bacilles, au début du traitement, à des lapins qui ont succombé très rapidement de bacillose aiguë. Puis nous avons inoculé les crachats de ces mêmes tuberculeux qui, après 40 injections de Dioradin, s'étaient améliorés, à d'autres lapins : la marche de l'infection bacillaire de ces derniers fut déjà plus lente. Chez des malades dont l'état général et local s'était encore amélioré après 80 injections de Dioradin, nous avons renouvelé la même expérience animale et nous avons constaté alors une marche extrêmement lente de l'infection tuberculeuse : souventes fois, trois mois après l'inoculation, l'animal avait l'air bien portant et ce n'est qu'en l'abattant que nous avons trouvé quelques tubercules dans le foie, dans le péritoine ou dans les poumons. Enfin, nous avons inoculé les crachats de ces mêmes malades traités par trois ou par quatre séries, malades qui étaient en très bonne voie et chez lesquels l'examen du sputum était négatif, et les animaux, qui ont été ainsi inoculés, n'ont pas l'air d'en souffrir autrement. Il est vrai que pour cette dernière inoculation la date est récente, deux mois à peine, et qu'il est encore impossible de se prononcer.

En tout cas, on peut voir par ces quelques expériences que sous l'influence des injections d'iode-menthol radio-actif, les bacilles et les streptocoques diminuent singulièrement dans les sécrétions pathologiques.

CHAPITRE IV

Partie clinique.

Dans notre précédente communication nous avons cité 75 observations de tuberculeux traités et surveillés moins d'une année. Voyons tout d'abord, avant de produire nos observations nouvelles, ce que sont devenus ces 75 malades, si l'action thérapeutique du Dioradin s'est maintenue depuis le mois d'avril, date de notre premier mémoire.

Des 10 observations rapportées par MM. de Szendeffy et Kertèsz-Haba, le malade IX, qui s'était amélioré pendant quelque temps, a succombé.

L'amélioration constatée chez les malades du docteur Hervé, médecin-chef du Sanatorium de Lamotte-Beuvron, s'est parfaitement maintenue chez tous les malades qui ont été suivis et observés depuis.

Une des malades, Mlle S..., la plus gravement atteinte, est retournée en Amérique, où elle a continué le traitement radio-actif. Elle vient de m'écrire que son état général s'est considérablement amélioré (10 livres d'augmentation), et qu'elle crachait beaucoup moins.

Des 4 observations fournies par mon distingué confrère, M. le docteur Kaminsky, 3 malades peuvent être considérés comme guéris et un comme fortement amélioré.

Les 2 malades du docteur Michalovitch sont en parfait état de santé.

Des 5 malades observés par M. le docteur Diamantberger 4 se maintiennent très bien et l'état de M. G. B. est seul inquiétant.

Des observations XX à XL incluse, nous devons relater un cas de mort chez E. N..., fourreur, atteint à la fois d'adénite, de tuberculose pulmonaire et laryngée. Nous avons, du reste, insisté sur la gravité de ce cas, sur lequel nous ne nous faisions guère d'illusions. La mort a été provoquée par de la dysphagie et de l'œdème de la glotte. Chez les malades XXVIII et XXXII, dont l'état général est toujours très satisfaisant, les bacilles de Koch ont reparu par intermittence, malgré la continuité du traitement. Il est vrai que les crachats de ces malades contiennent très peu de streptocoques et de staphylo, et l'amélioration de l'état local se maintient également. Quant aux autres malades observés par nous-mêmes, l'amélioration a été telle que tous, se considérant comme guéris, ont repris leurs occupations habituelles. Cette amélioration se maintiendra-t-elle définitive? Nous le dirons ultérieurement.

Parmi nos autres malades observés par nous-même et le docteur Dieupart, nous tenons encore à signaler le décès de 3 malades et l'état très médiocre d'un quatrième. Il faut dire qu'il s'agissait là de tuberculeux arrivés à la dernière période de cachexie quand on a commencé à les traiter par le Dioradin et qu'aucun médicament ne pouvait exercer sur eux une action curative. Néanmoins, même chez ces malades, le

Dioradin arrêtait pendant un certain temps la marche de la tuberculose, en augmentant la force, en provoquant le retour de l'appétit.

En somme, sur 75 tuberculeux arrivés à des stades divers, à des périodes souvent avancées, on a constaté en tout 6 décès, 4 résultats médiocres et 65 cas où constamment l'amélioration est très importante, si importante souvent qu'on est en droit de les considérer comme guéris.

Et maintenant que nous avons présenté le bilan thérapeutique de nos résultats obtenus avec le Dioradin dans une première catégorie de tuberculeux, présentons une nouvelle série de malades qui ont été également soumis à ce même traitement.

Observations recueillies dans différents Dispensaires de l'Œuvre de la Tuberculose Humaine [1].

OBSERVATION I. — M. L. F..., 27 ans, ingénieur. Bronchite à l'âge de 15 ans. Réformé pour faiblesse de constitution et légère coxalgie gauche, aucun antécédent héréditaire.

Malade depuis un an. Le médecin traitant a constaté une lésion au sommet droit. Amaigrissement, toux. Quelques bacilles dans les crachats. A dû se reposer trois mois, puis a repris son travail.

Nouvelle rechute en mai dernier où l'amaigrissement s'est encore accentué. Submatité du sommet droit où la respiration est soufflante en arrière. Craquements fins en avant. Rien à gauche. Traitement au Dioradin.

4 juillet. — Le malade a augmenté de 4.300 grammes. Etat général

(1) Tous nos remerciements à M. André Baud, notre assistant, pour le zèle avec lequel il a relevé un grand nombre des observations publiées dans ce travail.

très amélioré. Ne tousse plus, crache peu. A la percussion, l'élasticité du sommet droit revient, la respiration est encore un peu obscure.

28 juillet. — L'état général du malade s'est encore amélioré. Augmentation de poids : deux kilogrammes. Plus de toux, ni d'expectoration.

1ᵉʳ octobre. — Le malade a reçu en tout 40 injections et l'amélioration s'est maintenue.

OBS. II. — Mᵐᵉ K..., 43 ans, père et mère morts, mari et deux enfants bien portants. A une fistule claviculaire qui suppure depuis trois années malgré deux grattages. Laryngite tuberculeuse depuis un an et demi. Quand je l'examine, en mars 1911, aphonie complète, amaigrissement, toux, sputum bacillaire, mauvaises nuits, dyspnée, dysphagie.

Submatité du sommet droit où on entend des craquements, ulcérations laryngées.

Devant cet état grave, je place Mᵐᵉ K... au sanatorium de Lamotte-Beuvron où on lui fait des injections de Dioradin et où le docteur Rolland soigne le larynx.

Après 40 piqûres, 4.850 grammes d'augmentation. On entend encore au sommet droit du souffle et des crépitations. La fistule claviculaire est presque tarie et rend peu de pus.

La voix est plus claire. Voilà ce qui existe au larynx d'après le docteur Rolland : à l'arrivée au sanatorium, on voyait l'orifice glottique obturé par des masses végétantes siégeant sur les cordes vocales et les bandes aryteno-épiglottiques. Après un mois d'injections de Dioradin, le volume de ces végétations a diminué de plus de moitié.

L'amélioration a continué, tant au point de vue général que local, et aujourd'hui, huit mois après le début du traitement, la patiente, rentrée dans son foyer depuis longtemps, a la voix claire, ne tousse et ne crache plus, a conservé son augmentation de poids, et sauf une légère submatité du sommet droit, on ne trouve plus rien d'anormal chez elle.

OBS. III. — M. B..., garçon de magasin, 32 ans, a perdu sa mère d'une maladie de cœur, a eu pleurésie à sept ans, bronchite à douze ans.

Le 17 août 1910, tousse et crache beaucoup, sueurs nocturnes abondantes, mange peu. L'examen pulmonaire montre de la submatité des deux sommets, râles nombreux dans les deux poumons, craquements fins au sommet droit, pas de bacilles dans les crachats, pèse 62 kil. 600.

On commence les injections de Dioradin. Le malade vient 15 jours, puis néglige de continuer pendant 8 jours, reprend 15 jours pour interrompre encore 8 jours, enfin a repris ses piqûres régulièrement.

Le 8 octobre, se sent fort, ne crache plus, ne tousse plus, mange bien, pèse 66 kilogrammes, c'est-à-dire a acquis 4 kilogrammes après 45 piqûres. Est en voie de guérison. Il a un peu de rudesse respiratoire, légère submatité du sommet droit, plus de râles. Excellent état général.

Obs. IV. — Mme D..., coloriste, 21 ans, mariée, le père vit, la mère est morte de tuberculose. Après une première grossesse, il y a deux ans, a eu une bronchite sérieuse, malade depuis cette époque; tousse et crache beaucoup, a de la dyspnée; au sommet droit, submatité; on entend des craquements; pas de bacilles.

On commence le Dioradin *le 7 septembre 1911; le 5 octobre*, la malade a reçu 25 piqûres sans amélioration notable, tousse et crache toujours, a conservé le même poids, la respiration est obscure en arrière, nombreux craquements fins en avant et à droite.

Chez cette malade, l'action du Dioradin ne se fait pas sentir aussi rapidement que dans la majorité des cas. Nous avons constaté que, fidèle en cela à toute la série des agents thérapeutiques, le Dioradin agit plus ou moins vite selon les individus. Là où certains malades sentent de l'amélioration après 10 ou 12 piqûres, d'autres ne semblent sentir vraiment l'effet bienfaiteur du sérum qu'après une série complète d'injections. Nous l'avons souvent constaté.

Obs. V. — Mme A..., ménagère, 41 ans, mariée, mère de deux enfants bien portants; le père et la mère sont morts de tuberculose, a été soignée pour un ulcère à l'estomac, elle est malade depuis 18 mois; tousse et crache beaucoup depuis cette époque, a été au traitement de la mycolysine de Doyen sans résultat malgré un séjour en Suisse de six mois prescrit pendant ce traitement. Avait de nombreux bacilles. Vient nous consulter au dispensaire, *le 3 août 1911*, dès son arrivée de Suisse; inappétence complète, sueurs nocturnes abondantes, hyperthermie. Enceinte de six mois; aux deux sommets submatité, souffle tubaire à droite, râles nombreux disséminés dans les deux poumons; craquements humides au sommet gauche.

On commence le Dioradin *le 3 août 1911*.

Le 7 septembre 1911, la malade a augmenté de près d'un kilogramme, part faire ses couches en Suisse où elle continue le Dioradin.

Elle accuse moins tousser, les forces sont plus grandes, l'appétit est bon, les symptômes pulmonaires sont moins prononcés.

Part en bon état en Suisse d'où elle nous a donné d'excellentes nouvelles de sa santé.

OBS. VI. — Mme M..., typographe, 42 ans, mariée, quatre fausses couches, a contracté la syphilis à 15 ans, a été soignée au protoiodure de Hg et sirop de Gibert; ne présente aucune trace de spécificité; son premier mari mort de tuberculose; son deuxième mari est bien portant. Tousse depuis trois mois, crache et vomit le sang depuis cette époque, a maigri de 26 livres depuis le début de sa maladie; sueurs nocturnes abondantes, mange mal.

Le 7 juillet 1911, on trouve de la submatité des deux sommets, plus prononcée à droite qu'à gauche; de nombreux craquements au sommet droit, quelques sibilances à gauche, le murmure vésiculaire est diminué. L'examen des crachats donne de très nombreux bacilles, pèse 59 kil. 400.

On commence ce jour les injections quotidiennes de Dioradin.

Le 7 août, la malade a augmenté de 200 grammes. Les sueurs ont disparu, mais tousse et crache encore beaucoup, se sent toujours faible, on perçoit de nombreux craquements dans les deux poumons. L'examen des crachats ne donne plus qu'assez nombreux bacilles.

Le 14 septembre, la malade se sent tout à fait bien, ne tousse plus, n'a jamais eu d'hémoptysies depuis le début du traitement; a gagné près d'un kilogramme; l'examen des crachats est négatif, l'appétit est bon. Les symptômes pulmonaires sont moins prononcés, mais n'ont pas complètement disparu...

La malade continue à suivre régulièrement le traitement des injections quotidiennes. Elle est en très bonne voie.

OBS. VII. — M. G..., employé de commerce, 16 ans. Le père est mort de coliques de plomb; mère morte d'une maladie de la moelle épinière. Deux frères morts de méningite, a eu une pleurésie gauche il y a quatre ans.

Depuis cette époque, tousse tous les hivers, crache beaucoup. Tousse. A conservé un bon appétit, l'état général est médiocre.

On note, *le 10 août*, de la submatité du sommet droit; à gauche, respiration soufflante; à droite, quelques frottements fins, pas de bacilles dans les crachats. Pèse 38 kilogrammes. Mis aux injections de Dioradin *le 10 août, le 14 septembre* a gagné 900 grammes, se sent fort, ne tousse plus, crache très peu.

Le 7 octobre, a pris un gain total de 1 kil. 900, se sent tout à fait bien.

On note encore de la rudesse respiratoire au sommet droit, à gauche respiration sourde.

Le malade continue à venir se faire piquer, l'état général est excellent.

OBS. VIII. — M. G..., homme de peine, 39 ans, veuf, pas d'enfant, son père est mort de tuberculose.

Femme morte de fièvre scarlatine.

A eu danse de Saint-Guy à neuf ans, crises pendant deux ans. A 18 ans, bronchite et pleurésie.

A été réformé du service militaire pour insuffisance mitrale. Congestion pulmonaire à 34 ans.

Depuis cinq mois a maigri de 8 kilogrammes, mange peu et sans appétit, a beaucoup de sueur la nuit, hémoptysie légère.

Le 3 août, on note de la submatité des deux sommets. Râles nombreux disséminés dans les deux poumons. Mauvais état général.

On commence les injections de Dioradin, que le malade reçoit jusqu'au *7 septembre* où il part à la campagne, bien amélioré. Tousse moins, n'a plus de sueurs, se sent fort.

Nous n'avons pas encore revu le malade depuis cette date. L'état général redevenait bon.

OBS. IX. — Mlle Eugénie B..., domestique, 24 ans, a perdu deux frères de la rougeole. A eu une scarlatine et rougeole à huit ans. Oreillons à dix ans. A été très anémiée. Réglée à quinze ans d'une façon irrégulière.

Tousse depuis novembre 1910, est très fatiguée, a beaucoup de difficultés à marcher. A bien maigri.

On note, *le 1er janvier*, que la respiration est supprimée en arrière et à droite; en avant quelques craquements fins; facies pâle; anémiée.

A été soignée par le régime hygiénique diététique et le grand air jusqu'en avril par un séjour à la campagne dans la Sarthe.

A pris de l'Horsine, a augmenté de 3 kilogrammes, ne tousse presque pas.

On note cependant de la rudesse respiratoire au sommet droit. Respiration soufflante dans tout le poumon gauche. Se sent toujours faible.

Le 6 avril, on commence les injections quotidiennes de Dioradin.

Le 18 mai, a engraissé d'un kilogramme, part à la campagne bien améliorée; ne tousse plus, se sent plus forte.

Le 8 juin, revient ayant perdu un kilogramme, se sent encore faible, tousse à nouveau. On refait une série de piqûres jusqu'au *30 juin* où la malade est mise au repos, étant bien améliorée. Bon état général, ne tousse plus, a bon appétit.

Nous n'avons pas revu la malade depuis.

Obs. X. — Mme P..., brodeuse, 23 ans, mariée, pas d'antécédents héréditaires. Tousse depuis un an et demi. Est très faible depuis cette époque. A eu une pleurésie, il y a deux mois. A dû interrompre son travail en novembre 1910. A beaucoup maigri. Ne peut rien faire.

On note de la submatité des deux sommets. Râles nombreux à droite, respiration soufflante à gauche.

On commence les injections *le 4 mai*. Mais la malade ne vient qu'irrégulièrement se faire piquer et nous la perdons de vue, quelques jours après, jusqu'au *15 juin* où elle suit sérieusement les piqûres.

Le 20 juillet, a augmenté de 800 grammes. Se sent forte, mange bien.

On note de la submatité au sommet droit, respiration obscure, rares craquements.

Le 3 août, a augmenté d'un kilogramme, est dans un excellent état général.

Les symptômes pulmonaires ont diminué. Part à la campagne dans sa famille.

N'a pas été revue depuis.

Obs. XI. — Mme L. N..., employée aux écritures, 44 ans, mariée, veuve, pas d'antécédents héréditaires; mari mort fou; a deux enfants dont un tuberculeux, qui fait actuellement une cure dans le Midi.

Depuis dix ans, a de l'entérite; en 1901, a eu crises d'appendicite.

A 24 ans, a eu bronchite, a fait un séjour de sept années à Davos dans une maison de santé. Dyspepsie, a maigri de 11 kilogrammes, tousse et crache beaucoup, sueurs nocturnes abondantes, très faible, pas de bacille.

Le 7 septembre, vient nous voir au dispensaire, on note de la submatité des deux sommets; à gauche, la respiration est complètement suppurée; à droite, au sommet, quelques râles; à gauche, quelques craquements fins.

On commence le Dioradin en injections quotidiennes.

Le 8 octobre, la malade se sent forte, ne tousse plus, ne crache plus, mange bien, a augmenté de 600 grammes.

Continue à venir au dispensaire se faire piquer.

Obs. XII. — M. C..., garçon de magasin, 39 ans, marié, n'a pas d'antécédents héréditaires; congestion pulmonaire, il y a 18 mois; a craché le sang, il y a huit mois. Tousse et crache beaucoup, a maigri considérablement, pas de bacilles.

Vient au dispensaire, *le 7 septembre*. A l'examen, il présente de la submatité du sommet droit, respiration obscure et râles diminués dans tout le poumon.

En avant et à droite, respiration soufflante, on entend des craquements; à gauche, rudesse respiratoire, on commence le Dioradin.

Le 5 octobre, le malade tousse encore et crache abondamment; a reçu 30 piqûres, a néanmoins gagné 2 kil. 300.

Le 12, le malade ne tousse plus, ne crache plus, sent ses forces revenir, l'état général s'améliore, les symptômes pulmonaires ont diminué, continue à venir régulièrement se faire piquer. Est en bonne voie de guérison.

Obs. XIII. — Mme T..., couturière, 38 ans, célibataire, aucun antécédent héréditaire. Se fait soigner par nous depuis le mois de janvier 1911. Submatité du sommet droit où on entend des craquements, puis en avant et en arrière. Amaigrissement, toux, expectoration le matin. Névralgies intercostales. Pas de bacilles dans les crachats.

A la première série de piqûres, elle se sent plus forte, mais n'a pas augmenté de poids. Fait une cure à la campagne sans résultat. A son retour, fait une deuxième série de piqûres, gagne 3 kilogrammes, a très bonne mine; à l'auscultation, les craquements ont complètement disparu et la malade se considère comme guérie, pouvant travailler comme autrefois.

Obs. XIV. — R. G..., 14 ans. A perdu sa mère et sa sœur de tuberculose.

A maigri, tousse matin et soir; a eu bronchite et congestion en hiver.

17 juillet 1911. — Submatité du sommet gauche où on entend la respiration soufflante et des craquements fins, nombreux.

1ᵉʳ octobre. — A reçu deux séries de piqûres, a augmenté de 5 kil. 200, crache beaucoup moins, très rares bacilles. La respiration est encore soufflante au sommet gauche.

Obs. XV. — Mᵐᵉ P..., 45 ans, ménagère. Aucun antécédent héréditaire. A eu une bronchite des sommets, il y a une douzaine d'années.

Au 28 février 1911. — Amaigrissement, toux, insomnie, hyperthermie, expectoration sans bacilles, submatité du sommet droit, où on entend de nombreux craquements en avant et en arrière. 40 injections de Dioradin.

Le 25 juillet. — La malade a augmenté de 4 kilogrammes, plus de toux, plus d'expectoration. A l'examen, submatité du sommet droit; respiration obscure en arrière, normale en avant.

5 septembre. — Bon état général. La respiration tend à revenir même en arrière.

5 octobre. — L'amélioration de l'état général et de l'état local se maintient.

Remarques. — Voici donc une malade atteinte pour la deuxième fois d'une bronchite tuberculeuse, mais qui s'est soignée dès les premiers symptômes. Il a suffi d'une seule série de piqûres de Dioradin pour enrayer la poussée tuberculeuse et pour donner à l'organisme une puissance de résistance telle qu'elle est à l'abri de l'infection. Notons que cette malade a obtenu ce brillant résultat sans quitter Paris, c'est-à-dire sans changer d'ambiance.

Obs. XVI. — Mᵐᵉ R..., 32 ans. Pas d'antécédents héréditaires, mariée, pas d'enfants, bronchites fréquentes, soignée par M. le docteur Tessier pour troubles gastriques.

11 juillet. — Hémoptysies depuis plusieurs jours, tousse et crache, sueurs nocturnes, diarrhée et constipation intermittentes, très fatiguée, peu d'amaigrissement.

A l'examen, submatité du sommet droit. Murmure vésiculaire supprimé au sommet droit en arrière. Crépitations et souffle sous la clavicule gauche. Pas de bacilles.

10 octobre. — A reçu 40 piqûres. Bon état général, ne tousse plus, crache très peu, augmentation de poids. On constate encore un peu de submatité au sommet droit.

Obs. XVII. — M. de S..., 30 ans. Marié, un enfant. Pas d'antécédents héréditaires.

30 avril 1911. — Vient avec un très mauvais état général, tousse et crache beaucoup depuis plusieurs mois, a beaucoup maigri, submatité des deux sommets. Respiration soufflante et gargouillement au sommet droit, respiration complètement supprimée au sommet gauche. Nombreux bacilles.

29 mai. — A reçu 27 piqûres, augmentation de poids, 2 kil. 500, tousse beaucoup moins, se sent plus robuste. Mêmes symptômes locaux, crachats renfermant de rares bacilles.

6 juillet — A continué les piqûres de Dioradin, a encore augmenté de 2 kilogrammes, ne tousse presque plus, a un facies frais. Il y a encore de la submatité aux deux sommets. Quelques crépitations au sommet gauche. Plus de bacilles dans les crachats.

5 octobre. — Le malade a reçu en tout 80 piqûres de Dioradin a gagné encore du poids. Légère submatité au sommet gauche, où la respiration est encore obscure. Le malade crache très peu. Peu de bacilles dans les crachats. Le malade a repris ses occupations assez absorbantes.

Réflexions. — Voici un malade sur lequel nous attirons l'attention de nos confrères. Il a été pris en pleine évolution de tuberculose subaiguë, avec fièvre, amaigrissement rapide, troubles profonds de la nutrition, bref tous les symptômes d'un malade commençant la troisième période de la tuberculose pulmonaire ; l'action du Dioradin a été immédiate et s'est manifestée non seulement sur l'état général, mais a encore fait-disparaître très rapidement les phénomènes graves, a amendé les symptômes, a enrayé la marche de l'infection, puisque moins de 4 mois après le début du traitement les bacilles avaient disparu.

Obs. XVII *bis*. — Mme Catherine E..., 24 ans. Mari bien portant, mère morte tuberculeuse. A eu, depuis 5 ans qu'elle est mariée, trois avortements avant le cinquième mois. Elle est malade depuis son mariage, a eu des bronchites à répétition, a passé chaque année quelques mois à Davos, où on a constaté des bacilles dans les crachats.

Enceinte pour la quatrième fois, elle vint nous consulter en décembre 1910. La grossesse datait alors d'environ 5 mois. L'état général de la parturiente était très satisfaisant malgré la toux du matin et une expectoration assez abondante contenant des bacilles. Lésion assez étendue au sommet gauche où on entend des craquements.

Nous pratiquons à partir de ce moment deux séries de 40 piqûres de Dioradin avec interruption habituelle. Sous l'influence de ces injections, l'état général de cette femme est devenu très bon. Les vomissements alimentaires ont disparu, la toux a considérablement diminué et 15 jours avant l'accouchement, les crachats ne contenaient plus de bacilles. La femme a accouché, en avril 1911, d'un enfant bien portant, qui, allaité par une nourrice, est très bien venu. La mère elle-même a augmenté de 5 kilogrammes après son accouchement et cette amélioration s'est maintenue depuis.

Obs. XVII *ter*. — Un cas semblable a été observé au Dispensaire de Saint-Denis, chez une ouvrière de 44 ans, tuberculeuse, qui, auparavant avait fait sept accouchements prématurés. Elle avait été contaminée par son mari également tuberculeux. Il y avait donc là une conception bacillaire des deux conjoints. — La malade en question reçut des injections de Dioradin dès le troisième mois de grossesse, et la parturiente put également mener à terme une grossesse normale et mettre au monde un enfant vivant.

Obs. XVIII. — M. B..., 38 ans. Aucun antécédent héréditaire. Marié. Un enfant délicat.

17 juillet 1911. — A eu, il y a sept ou huit semaines, des hémoptysies répétées; a peu maigri; tousse et crache le matin; s'est fait examiner au moment des hémoptysies par des médecins de Londres qui ont trouvé des bacilles dans les crachats. Un médecin de Paris a conseillé au malade un séjour de quelques mois dans un Sanatorium.

A l'examen, submatité du sommet droit où le murmure vésiculaire est complètement supprimé en arrière, soufflant en avant.

29 juillet. — Le malade, qui a reçu 12 injections, tousse moins; il a augmenté de poids.

2 septembre. — Le malade a reçu 40 injections. Son état général est très satisfaisant; la toux a disparu; l'expectoration est peu abondante et les crachats ne contiennent plus de bacilles.

La submatité du sommet droit a presque complètement disparu et on entend nettement le murmure vésiculaire à ce niveau.

OBS. XIX. — Mme C. S..., 36 ans, mariée, pas d'enfant; aucun antécédent héréditaire, grippe il y a six mois avec hémoptysie; grand affaiblissement depuis cette époque, amaigrissement, fatigue, inappétence, insomnie.

4 juillet. — Se présente avec un facies tiré, tousse et crache le matin.

A l'examen, submatité des deux sommets plus accentuée à gauche. Respiration rude et soufflante au sommet gauche en arrière. Crépitations au sommet droit, pharynx et larynx très rouges, congestionnés. Pas de bacilles dans les crachats.

30 août. — A reçu 40 injections, a augmenté de poids, ne tousse et ne crache plus; à l'examen du thorax, on constate que la respiration est moins rude au sommet gauche; elle est normale au sommet droit; le pharynx est redevenu normal. La malade mange fort bien, dort la nuit et se sent plus robuste.

OBS. XX. — M. L. W..., 28 ans, employé de banque. Pas d'antécédents héréditaires. A été soigné par M. le docteur Robinson, médecin-chef de l'hôpital anglais, pour tuberculose pulmonaire. Hémoptysies, submatité du sommet droit assez étendue et suppression complète du murmure vésiculaire jusqu'à la moitié du poumon droit en arrière, crépitations en avant, très nombreux bacilles.

Le malade commence le traitement *en juillet*, profite peu au début du traitement, car il est atteint d'une blennorrhagie très douloureuse.

Mais à partir *de septembre*, c'est-à-dire au commencement de la deuxième série de piqûres, la situation s'améliore. Le malade augmente de poids, devient très robuste, ne tousse plus, crache peu et les crachats contiennent de très rares bacilles.

Obs. XXI. — B. V..., 30 ans, marié, conducteur de travaux. Malade depuis deux années; soigné par divers médecins pour de la tuberculose pulmonaire.

16 février 1911. — Porteur d'une caverne au sommet droit. Fièvre, amaigrissement, céphalée intense, très nombreux bacilles.

1er mai 1911. — A reçu une série de piqûres, se sent mieux, a augmenté de poids, tousse moins, crache encore beaucoup, rares bacilles.

12 juin. — Le malade a augmenté en six semaines de 2 kil. 500. A encore un peu de fièvre le soir.

28 septembre. — Le malade a encore pris du poids, en tout, depuis le commencement du traitement, 4 kil. 500. Ne tousse plus, expectore peu et les crachats ne contiennent plus de bacilles.

A l'examen, on constate encore de la submatité au sommet où la respiration n'est point perçue.

Obs. XXII — Louise T..., 23 ans, fleuriste. A un enfant vivant. Mère morte de tuberculose; père vivant.

1er mars 1911. — Se présente avec un mauvais état général. Amaigrissement, inappétence, hémoptysies répétées, toux, fièvre, mal réglée, nombreux bacilles dans les crachats.

Submatité des deux sommets plus marquée à droite qu'à gauche, souffle caverneux au sommet droit, respiration obscure au sommet gauche.

3 mai. — A reçu 40 piqûres, augmentation de poids de 2 kil. 750, tousse moins, crache moins, mange bien et se sent forte, mêmes symptômes, bacilles rares dans les crachats, deuxième série d'injections.

4 juillet. — A encore gagné un kil. et demi, n'a plus eu d'hémoptysie depuis trois mois, crache peu et les crachats ne décèlent plus de bacilles.

10 septembre. — A reçu en tout 120 injections de Dioradin. La malade, qui a augmenté en tout de 5 kil. 350, s'est si bien trouvée du traitement qu'elle a recommencé à travailler depuis 15 jours.

A l'auscultation, on ne perçoit pas la respiration au sommet droit qui reste submat; au sommet gauche, la respiration est physiologique, plus de bacilles dans les crachats.

Obs. XXIII. — Mme Cl..., 28 ans, mariée, un enfant, malade depuis deux ans. Entérite, amaigrissement, toux, sueurs nocturnes.

28 mars. — Facies pâle et tiré, a perdu plus de 7 kilogrammes; bien réglée, hémoptysies fréquentes.

Submatité du sommet droit où on entend des craquements fins, en arrière, souffle et crépitation en avant du même côté, nombreux bacilles.

28 mai. — A gagné seulement 300 grammes; la malade se sent mieux, tousse moins, plus d'hémoptysie.

Mêmes symptômes locaux, peu nombreux bacilles, deuxième série d'injections de Dioradin.

25 juillet. — La malade a gagné 2 kil. 300. Elle se sent aussi robuste qu'avant sa maladie, tousse et crache peu, dort et mange bien, plus de bacilles dans ses crachats; on commence à entendre en partie le murmure vésiculaire au sommet droit en arrière et en avant, troisième série de piqûres.

4 octobre. — La malade a reçu en tout 120 injections de Dioradin. Elle a dépassé son poids normal, ne tousse et ne crache plus, le sommet droit est resté submat, mais on n'entend plus aucun bruit morbide.

OBS. XXIV. — A..., 36 ans, journalier. Pas d'antécédents héréditaires, tousse depuis des années, crache, a maigri, mange mal, sueurs nocturnes abondantes, dyspepsie, a reçu depuis des mois des piqûres de cacodylate de soude sans résultat.

Le 10 mai 1911. — A de la submatité des deux sommets plus prononcée à droite qu'à gauche, nombreux râles humides au sommet droit. Craquements à la base, pas de bacilles dans les crachats. Injections quotidiennes de Dioradin.

Le 17 juillet. — A... ne tousse plus, ne crache plus, a augmenté de 6 kilogrammes, appétit excellent.

En août, le 12. — L'état de A... est excellent, on cesse les piqûres; la guérison est complète.

OBS. XXV. — B..., chauffeur, 18 ans, n'a pas d'antécédents héréditaires, crache et vomit le sang depuis 8 mois, parfois d'une façon inquiétante. Tousse et crache, assez bon appétit, on note la suppression presque complète de la respiration à droite; à gauche, rudesse, submatité du sommet droit, très nombreux bacilles dans les crachats.

Le 14 juin, on fait du Dioradin.

Le 11 juillet. — Il y a quelques bacilles dans les crachats; plus de vomissements; quelques filets de sang dans les crachats; tousse très peu, mange bien, se sent plus fort.

Le 17 juillet. — Va très bien, a augmenté de 800 grammes, n'a pas été revu depuis cette date.

OBS. XXVI. — B..., 43 ans, maroquinier, dont le père et la mère sont morts subitement, a eu bronchite à 18 ans, a toujours toussé depuis.

Le 2 mars. — Crache et tousse beaucoup, transpirations abondantes, a maigri de 12 kilogrammes, inappétence complète, présente de la submatité des deux sommets plus prononcée à droite qu'à gauche, râles nombreux et craquements humides au sommet droit, râles à la base gauche, état général médiocre, hyperthermie.

On fait injections de Dioradin. Le malade n'en reçoit que trois jusqu'au 19 mars, ayant été retenu au lit par une fièvre très forte.

On recommence le 19 le Dioradin.

Le 9 mai. — A reçu 45 piqûres, a augmenté de 1 kil. 200, la respiration est soufflante, sibilance très prononcée à droite et à gauche, plus de sueurs, appétit excellent, se sent très fort.

Le 30 juillet. — A reçu 120 piqûres, va tout à fait bien; l'état général est excellent, a pris un gain total de 4 kil. 500, travaille et est considéré comme guéri.

La respiration est peu rude à droite, plus de râles ni craquements.

OBS. XXVII. — Mme B..., 24 ans, ménagère. A perdu un frère et une sœur de tuberculose, atteinte de luxation de la hanche (?) à 4 ans, rougeole dans sa jeunesse avec bronchites répétées chaque année, a eu arthrite tuberculeuse du genou gauche, état général médiocre.

Le 14 mars. — Tousse et a maigri de 3 kilogrammes en moins de trois mois, sueurs nocturnes abondantes.

Présente de la submatité du sommet gauche, pas de bacille, on fait des injections quotidiennes de Dioradin.

Le 30 mai. — N'a reçu que 24 piqûres, a négligé de venir; a gagné, malgré cela, 750 grammes, tousse moins, se sent très forte, on trouve respiration soufflante aux deux sommets, on entend quelques craquements.

On insiste auprès de la malade pour la régularité des piqûres.

Le 2 juillet. — Va bien, ne tousse plus, dit « dévorer », a augmenté de 1 kil. 400, a bonne mine.

La malade peut être considérée comme guérie. L'examen de l'appareil pulmonaire ne révèle qu'un peu d'obscurité de la respiration à gauche.

Obs. XXIX. — M. B..., 31 ans, frappeur, tousse et crache beaucoup, sueurs nocturnes abondantes, a maigri considérablement, hémoptysies fréquentes, état général mauvais.

Le 25 juin. — Caverne au sommet droit, souffle tubaire à la pointe de l'omoplate, râles humides, rudesse respiratoire à gauche. Bacilles nombreux.

On fait du Dioradin, bien que le pronostic soit défavorable. Etat squelettique.

Le 2 juillet. — Le malade tousse peu, mange bien, n'a plus de sueurs, ni d'hémoptysies.

Le 15 août. — A reçu une cinquantaine de piqûres, se sent mieux et se trouve satisfait.

On ne revoit plus le malade à partir de cette date; nous ne nous faisons pas d'illusions sur le sort de B..., mais ne serait-ce que l'espoir que nous avons fait renaître et la prolongation apportée à l'issue fatale, nous n'avons pas perdu notre temps en injectant du Dioradin.

Obs. XXX. — Mme C..., 30 ans, ménagère. A perdu son père de pleurésie, sa mère de tuberculose.

En mars. — A été prise de toux, expectore abondamment, a eu hémoptysies et est entrée à l'hôpital de Saint-Denis, où elle a fait un séjour d'un mois.

En juin. — Rechute, hémoptysies et vomissements de sang, appétit médiocre, pas de sueurs, a eu des crises épileptiques et tombait tous les mois. Mise au Dioradin. Ces crises sont distancées depuis le commencement du traitement.

Le 3 octobre. — Présente de la submatité au sommet droit, on entend des craquements, rudesse respiratoire à droite. Pèse 60 kilogrammes.

Obs. XXXI. — C..., 59 ans, tonnelier et marchand de vins, tousse et crache beaucoup, pas d'appétit, sueurs nocturnes, a de la submatité des deux sommets; râles nombreux dans les deux poumons; quelques bacilles; a maigri; mis au Dioradin le 28 mai.

Le 4 juillet, ne tousse plus, l'appétit est bon, plus de sueurs, n'a pas été revu depuis cette date.

OBS. XXXII. — C..., 28 ans, comptable. Pas d'antécédents héréditaires, a eu bronchite, il y a deux ans, tousse depuis cette date.

Le 25 juin, tousse et crache, sueurs abondantes, présente de la submatité du sommet droit, craquements fins à la base, à gauche respiration soufflante, très nombreux bacilles; mis aux injections de Dioradin.

Le 8 octobre, a gagné 2 kilogrammes, ne tousse presque plus, ne crache plus, l'état général est bon, encore de la rudesse respiratoire, a reçu près de 100 piqûres, est en voie de guérison, vient régulièrement recevoir ses piqûres. Plus de bacilles.

OBS. XXXIII. — C. D..., frappeur, 45 ans, tousse et crache depuis des années, a maigri considérablement (12 kilogrammes), pas d'appétit, submatité des deux sommets plus prononcée à gauche qu'à droite, râles sibilants et nombreux dans les deux poumons, pas de bacilles.

Le 12 septembre 1910, commence le Dioradin, a reçu en août 120 piqûres, a gagné 3 kilogrammes, mange bien, se sent bien, tousse peu, est proche de la guérison.

OBS. XXXIV. — F. C..., machiniste, 24 ans. Pas d'antécédents héréditaires ni personnels, tousse et crache depuis un mois, amaigrissement considérable, sueurs nocturnes abondantes, inappétence.

Le 30 juillet, a de la submatité des deux sommets, râles fins au sommet droit, craquements fins à la base; à gauche, respiration complètement supprimée; état général peu satisfaisant. On fait du Dioradin.

C... ne reçoit que 20 piqûres, et cesse de venir. A cette époque, on note amélioration très nette, a gagné deux kilogrammes, mange bien, ne tousse plus.

OBS. XXXV. — M. D. L..., 60 ans, maçon, ne présente pas d'antécédents. Tousse depuis sept ans, a eu plusieurs bronchites, surtout ces dernières années, a maigri beaucoup, tousse et crache abondamment, sueurs nocturnes abondantes.

Le 8 avril, est mis au traitement du Dioradin, pas de bacilles dans les crachats, râles nombreux à droite et à gauche, submatité au sommet droit.

A reçu, *le 28 juin*, 60 injections, a engraissé d'un kilogramme, n'a plus de sueurs, ne tousse plus et ne crache plus, est dans un état excellent, n'a pas été revu depuis cette date.

OBS. XXXVI. — M. Del..., chaudronnier en cuivre, 18 ans, n'a pas d'antécédents héréditaires. Tousse depuis deux mois, a maigri de six kilogrammes dans ce laps de temps, mange peu, sueurs nocturnes abondantes, très faible, pâle.

On note, *le 9 juin*, de la submatité des deux sommets, râles et craquements humides disséminés dans les deux poumons, gargouillements à la base droite, on fait du Dioradin.

Le 11 juillet, le malade a reçu 38 piqûres, a augmenté de 6 kil. 100, mange bien, n'a plus de sueurs. Toux et expectoration ont disparu. On note de la rudesse respiratoire, quelques craquements au sommet droit. A gauche, aucun signe morbide.

Après sa série de 40 piqûres terminée, part, sur nos conseils, à la campagne, revient en octobre nous voir, a bénéficié encore d'un kilogramme, soit un gain total de sept kilogrammes, a une mine florissante, ne tousse plus, ne crache plus. Aucun signe morbide à l'examen de la poitrine.

Est dans un état complet de guérison.

OBS. XXXVII. — Mᵐᵉ D. G..., journalière, 27 ans, n'a pas d'antécédents héréditaires.

A eu deux enfants, dont un mort de pneumonie. Tousse et crache beaucoup depuis cinq mois, a maigri, mange peu, sueurs nocturnes très faibles, facies pâle.

Le 20 août, est mise aux piqûres de Dioradin, présente des râles humides au sommet droit. A gauche, la respiration est diminuée. En avant et à gauche, respiration soufflante.

Le 8 octobre, a reçu 58 piqûres, va bien, mange bien, tousse peu, se sent encore faible, a gagné un kilogramme.

Est notamment améliorée, malgré sa faiblesse et une constipation opiniâtre qu'on arrive difficilement à vaincre.

Continue à venir régulièrement se faire piquer.

Obs. XXXVIII. — Mme D. R..., 23 ans, ménagère, mariée, un enfant mort de rougeole, a eu une rougeole à 14 ans, une bronchite à 14 ans.

Tousse depuis un an, a beaucoup maigri, respirations nocturnes, a mouillé deux matelas, hyperthermie, mange peu, crache beaucoup.

Le 5 mars, présente de la submatité des deux sommets, râles nombreux dans les deux poumons.

Respiration soufflante à droite, voix couverte, pharynx injecté, facies pâle, état général mauvais.

3 mars, à cette date est mise au Dioradin.

Le 17 avril, a eu 30 piqûres, a gagné 800 grammes, dit dévorer, n'a plus de sueurs, plus de température, tousse peu, n'expectore plus.

Le 30 avril, la malade a pris froid, retousse et crache, on fait une deuxième série de piqûres.

Le 22 mai, la malade se sent très bien, ne tousse plus.

La malade ne reparaît plus que *le 25 juin*, elle a maigri d'un kilogramme depuis l'arrêt du traitement.

On lui fait du Dioradin jusqu'en août.

Le 8 août, on voit noté : va bien, mange bien, ne tousse plus.

La malade n'a pas été revue depuis cette date.

Obs. XXXIX. — M. F. D..., verrier, 17 ans, pas d'antécédents, vient consulter, *le 6 mai*, au Dispensaire, parce qu'il souffre depuis plus d'un an de l'estomac, vomit le sang abondamment, mais d'une façon inquiétante depuis deux ou trois jours, ne mange pas, a maigri considérablement.

L'examen de l'estomac ne révèle rien à la palpation, l'appareil pulmonaire donne des râles humides aux deux sommets, sibilances aux bases.

On fait du Dioradin, dès la sixième piqûre le malade n'a plus vomi le sang, mange avec beaucoup d'appétit.

Le 11 juin, a reçu 30 piqûres, a gagné un kilogramme, n'a plus jamais eu de vomissements de sang.

Le 2 juillet, a gagné deux kilogrammes, l'état général est excellent, l'appareil pulmonaire n'a donc rien à signaler.

Le malade est revenu nous voir depuis la cessation du Dioradin.

Il continue à bien se porter et n'a jamais eu une goutte de sang dans ses crachats.

Nous avons vu avec quelle sûreté agit le Dioradin contre les hémoptysies, et nous pouvons affirmer que là est le remède sûr contre les hémoptysies rebelles.

OBS. XL. — M. G. L..., journalier, 20 ans, n'a pas d'antécédents, a toujours été chétif, tousse et crache beaucoup depuis deux mois, est atteint d'une faiblesse extrême, a reçu des piqûres d'eau salée à Paris, sans constater aucune amélioration, a maigri beaucoup, a des sueurs nocturnes, il y a sept jours a craché le sang et vomi le sang, ce qui, l'effrayant, nous le conduit au Dispensaire.

Le 25 juin, l'examen pulmonaire montre de la submatité au sommet droit où la respiration est obscure, à la base on entend quelques frottements, des râles, à gauche, respiration prolongée.

Pas de bacilles dans les crachats.

Est mis aux injections de Dioradin.

Le 4 juillet, mange bien, n'a plus de sueurs, ne tousse plus, n'a jamais eu d'hémoptysies depuis le traitement.

A augmenté de poids de 500 grammes.

Le 13 juillet, a reçu 30 piqûres, il part à la campagne sans avoir fini sa première série.

Le 1er octobre, le malade va bien, ne tousse plus, crache peu, mais n'a pas eu d'hémorragies depuis.

OBS. XLI. — Fernand O..., laveur de voitures, 29 ans, pas d'antécédents héréditaires, célibataire.

Malade depuis 14 mois, a fait des séjours dans les hôpitaux, où on l'a soigné pour de la bronchite chronique, et où on a constaté des bacilles dans les crachats.

19 décembre 1910. — Se présente dans de mauvaises conditions, amaigrissement, toux, expectoration abondante, fièvre, submatité des deux sommets plus marquée à gauche, où on entend de nombreux craquements, respiration saccadée au sommet droit. Très nombreux bacilles.

12 février. — A reçu 40 injections de Dioradin, a augmenté de 1 kil. 275, mange mieux, tousse moins, mêmes symptômes locaux un peu atténués, peu nombreux bacilles. Continuation du traitement.

15 avril. — A reçu 80 piqûres, a encore augmenté d'un kilogramme et demi, se sent robuste, tousse et crache peu, respiration normale au sommet droit, respiration obscure au sommet gauche, très rares bacilles; troisième série de piqûres.

5 juin. — A reçu 120 piqûres, déclare être aussi fort qu'avant sa maladie, a gagné en tout 5 kil. 200, ne tousse plus, crache très peu, plus de bacilles, respiration obscurcie au sommet gauche.

Obs. XLII. — Céline K..., 32 ans, mère de trois enfants bien portants, mari mort de tuberculose, tousse elle-même depuis la mort de son mari, c'est-à-dire depuis 20 mois.

8 janvier 1911. — Etat général médiocre. Amaigrissement, fièvre et nausées le soir, toux rebelle, crache beaucoup et fréquemment des filets de sang dans les crachats.

A l'examen, le sommet droit est submat et on entend de nombreux craquements secs en avant et en arrière, beaucoup de bacilles dans les crachats, on commence les injections de Dioradin.

1er mars. — La malade a reçu 40 piqûres. Elle a augmenté de 2 kil. 125, tousse et crache moins, la zone submate au sommet droit est moins étendue et on entend moins de craquements fixes, rares bacilles de Koch, nouvelle série de Dioradin.

2 mai. — La malade n'a pris que 780 grammes. Elle se sent forte après avoir reçu 80 piqûres, ne tousse plus et crache peu, plus de bacilles dans les crachats, on n'entend plus de craquements au sommet droit, plus de bacilles de Koch.

1er octobre. — La guérison de cette malade s'est maintenue.

Obs. XLIII. — M. G. P..., mécanicien, 29 ans, marié, a un enfant bien portant, a perdu son père d'éthylisme, mère sujette aux bronchites.

A eu lui-même en 1898, bronchite ; en 1903, bronchite avec hémoptysies graves ; en 1906, a été réformé pour tuberculose pulmonaire ; en 1908, bronchite et hémoptysie ; en 1909, hémoptysie persistante, quatre mois.

Vient au Dispensaire de Saint-Denis *le 2 juillet*, a maigri beaucoup, se sent très fatigué, tousse et crache beaucoup, appétit conservé, présente de la submatité des deux sommets plus prononcée à droite qu'à gauche, respiration presque supprimée au sommet droit, craquements nombreux.

Au sommet gauche, râles sibilants, état général bon.

On commence les injections de Dioradin *le 2 juillet*, pas de bacilles.

Le 30 juillet, on note : va bien, ne tousse presque pas.

Le 15 août, le malade a augmenté de 1 kil. 200, va bien, se sent tout à fait ragaillardi et ne reparaît plus depuis cette date au Dispensaire.

OBS. XLIV. — Mme G. L..., ménagère, 32 ans, mariée, un enfant bien portant, trois fausses couches, père et mère morts de méningite, un frère mort d'une tumeur à l'estomac, un frère mort de tuberculose à 17 ans; a eu une pleurésie, il y a trois ans, a été soignée au Dispensaire pendant neuf mois dans un autre service.

Depuis six mois tousse et crache beaucoup, a eu hémoptysies il y a trois semaines, a beaucoup maigri, mange peu. *Très nombreux bacilles.*

Le 7 mai, on fait les injections de Dioradin.

Le 21 mai, on note : tousse moins, mange mieux.

Le 28 mai, la malade a craché le sang, ce qu'elle n'avait pas fait depuis le traitement, mais on fait remarquer que depuis huit jours, par suite du manque momentané de sérum, la malade n'a pas été piquée.

Le 13 juin, part à la campagne dans un meilleur état général, tousse peu, n'a pas eu d'hémoptysies depuis la reprise des injections.

Le 6 août, la malade vient de la campagne, où elle n'a pas continué le Dioradin.

Elle tousse de nouveau, crache et est fatiguée, les symptômes pulmonaires sont à peu près ceux du début.

On commence une deuxième série de piqûres. La malade ne donne plus signe de vie au Dispensaire, on ignore ce qu'elle est devenue.

OBS. XLV. — Mme Jeanne P..., travaille dans maroquinerie, 45 ans, mariée, un enfant chétif, tousse et crache depuis un an, a été aux piqûres de cacodylate très longtemps, très faible, a beaucoup maigri, a beaucoup de sueurs nocturnes.

On note submatité des deux sommets, nombreux râles dans les deux poumons, inappétence.

Très nombreux bacilles dans les crachats.

Le 11 juin, on commence les injections de Dioradin.

Le 9 juillet, on note : se sent très forte, n'a plus de sueurs, mange mieux.

Le 1er août, a eu forte hémoptysie, très mauvais état général, on prescrit repos absolu et on continue le Dioradin.

On trouve un souffle tubaire au sommet droit, nombreux craquements, nombreuses sibilances.

Le 20 août, va mieux, mange mieux, se sent bien plus forte.

Le 1er octobre, l'état général de la malade est assez bon, elle tousse encore, mais se sent plus forte.

N'a plus d'hémoptysies.

Continue à suivre les injections de Dioradin.

Obs. XLVI. — M. L..., employé de commerce, 16 ans.

Il s'agit encore d'un malade qui ne nous a pas été fidèle, qui n'a eu que 20 piqûres de Dioradin, et qui cependant se sentait beaucoup plus fort après cette courte thérapeutique.

Il tousse et crache beaucoup depuis fort longtemps, a maigri de 4 kilogrammes en un mois.

Le 8 août, on trouve de la submatité des deux sommets, des râles nombreux et sibilants dans les deux poumons.

Quelques gargouillements à la base droite. Pas de bacilles.

Le 22 août, a augmenté de 1 kil. 300, tousse moins, mange bien, pas revu depuis cette date.

Obs. XLVI *bis.* — Mme L. O..., couturière, 29 ans, mariée, a deux enfants dont un atteint de coxalgie et l'autre de faiblesse grave, une fausse couche, a perdu son père de maladie de cœur.

Aurait pris froid, il y a deux mois, amaigrissement de 15 à 20 livres, mange peu, tousse abondamment et crache beaucoup, peu de sueurs nocturnes, très fatiguée, mauvais état général, quelques bacilles.

Le 25 juillet, on fait du Dioradin.

Présente à cette date de la submatité des deux sommets plus prononcée à droite, nombreux râles humides et souffle tubaire au sommet droit, à gauche, respiration complètement supprimée.

Le 22 août, on note : hyperthermie, état inquiétant, mauvais aspect, facies terreux.

On trouve souffle tubaire au sommet droit, craquements humides nombreux.

Le 23 septembre, la malade se sent mieux, a augmenté d'un kilogramme, n'a plus de fièvre, a bonne mine, mange bien.

Les lésions pulmonaires sont peu modifiées à droite; à gauche, au contraire, tout est normal.

Il est intéressant de voir l'amélioration de l'état général de cette malade; le pronostic fatal posé en août s'est bien modifié depuis.

Nous avons espoir, malgré la gravité des lésions, de voir cette malade acquérir un état de santé assez bon, un sursaut de forces venant de se produire et qui n'est dû qu'à l'action puissante du Dioradin.

La malade continue régulièrement ses injections.

OBS. XLVII. — M. M..., typographe, 17 ans, n'a pas d'antécédents héréditaires, tousse depuis quatre mois, a maigri considérablement, hyperthermie, a des lésions cavitaires étendues à droite et à gauche, bon appétit.

Malgré le pronostic fatal nous faisons du Dioradin, mais le malade ne reçoit que 20 piqûres. Il ne nous est pas fidèle et ne reparaît plus.

A noter qu'il avait augmenté de 800 grammes, et que la toux était moins vive.

OBS. XLVIII. — Mme M. E..., confectionneuse, 34 ans, mariée, est une malade qui ne nous a pas été fidèle et qui n'a reçu que 20 injections de Dioradin et qui cependant se sentait bien. A la quinzième piqûre, on note : ne tousse plus, crache peu, mange bien, alors que tous les symptômes de tuberculose du premier degré existaient.

OBS. XLIX. — M. M..., 52 ans, travaille dans une usine d'automobiles, a eu une bronchite il y a dix ans, une, il y a six ans, a maigri de 2 kilogrammes en trois semaines. Tousse et crache beaucoup, mange peu.

L'auscultation, *le 3 avril*, nous donne : râles nombreux à droite, gargouillements à la base gauche.

On commence le Dioradin. Il reçoit 30 piqûres et peut être considéré guéri le 28 mai, a augmenté de 5 kil. 500, a bonne mine, plus rien à l'appareil pulmonaire.

OBS. L. — M. M..., employé dans une maison d'autos, 24 ans, a de la laryngite, a été réformé du service militaire pour sa gorge et sa constitution, a beaucoup maigri, tousse peu et crache peu.

On trouve de la submatité aux deux sommets, sibilances et râles sous-crépitants à droite.

Quelques bacilles.

Le 13 août, on commence le Dioradin ; *le 3 octobre*, a reçu 32 piqûres, va bien mieux, mais voix couverte, continue les piqûres.

OBS. LI. — M. M. T..., mécanicien, 45 ans, est encore un malade qui ne nous a pas été fidèle. Il a perdu son père et sa mère de tuberculose, une sœur de tuberculose.

Depuis six années est traité par différents confrères. Tousse et crache beaucoup, transpire abondamment, inappétence, a eu hémoptysies il y a quatre ans, et en juin dernier, a maigri de 44 livres, dit-il.

On note de la submatité des deux sommets, de nombreux râles au sommet droit, à gauche respiration supprimée.

Le 1er août, on commence les injections quotidiennes de Dioradin.

Le 20 août, le malade cesse de venir, il avait alors augmenté sensiblement de poids, n'avait plus de sueurs, l'appétit était bon.

OBS. LII. — Mlle O..., 15 ans, pas d'antécédents héréditaires ni personnels, vient au Dispensaire parce qu'elle a une adénite tuberculeuse de la grosseur d'une noix avec de longs chapelets ganglionnaires indurés de la région cervicale latérale, l'appétit est bon, pas de sueurs, ne tousse pas, est faible.

Rien du côté de l'appareil pulmonaire.

Le 14 juillet, on fait des injections quotidiennes intra-musculaires.

Le 30, l'adénite diminue de grosseur, mais d'une façon peu sensible, l'état de la patiente est bon.

On essaie alors directement dans l'adénite les injections d'iodementhol radio-actif (Dioradin).

Le 25 septembre, les chapelets ganglionnaires s'effacent, l'adénite est moins volumineuse, est en voie de disparition.

La malade continue à suivre les injections.

OBS. LIII. — Mme P..., 32 ans, travaille dans la maroquinerie, veuve, mari mort de congestion, sujette aux rhumes, a eu bronchite en décembre. Tousse et crache beaucoup, inappétence, grande faiblesse, a de la submatité des deux sommets, plus prononcée à gauche qu'à droite, nombreux râles et crépitations à gauche, respiration soufflante à droite.

Le 13 août, on commence les injections de Dioradin.

Le 1er octobre, n'a reçu que 40 piqûres, va mieux, tousse peu, crache moins, a augmenté de deux kilogrammes, n'a pas eu d'hémoptysies depuis le traitement, se sent plus forte, mange bien.

On trouve encore des râles et craquements à gauche.

Le 8 octobre, a augmenté de 2 kil. 900, va bien mieux, continue régulièrement les piqûres.

Obs. LIV. — M. P..., menuisier, 42 ans, atteint de laryngite tuberculeuse, datant de trois années, a été opéré d'une fistule anale, il y a douze ans. Tousse peu, inappétence, pas de sueurs, très faible.

Le 4 juillet, on trouve de la submatité du sommet droit où on entend de nombreuses crépitations; à gauche, respiration normale. Etat général médiocre, a beaucoup maigri, pas de bacilles. On commence le Dioradin en injections quotidiennes.

Le 13 août, on note : se sent plus fort, va mieux, la voix s'éclaircit un peu, a gagné 1 kil. 700.

Le 3 octobre, après un séjour de quinze jours à la campagne, le malade est bien, a augmenté de 3 kil. 600, la voix est toujours voilée, l'état général est bon, est en bonne voie, a reçu 40 piqûres; on refait deuxième série au patient.

Obs. LV. — M. P. R..., 17 ans, imprimeur, ne présente pas d'antécédents héréditaires, a eu rougeole à quatre ans, bronchite à douze ans, tousse et crache depuis six mois, a maigri depuis, hémoptysies fortes depuis huit jours, sueurs nocturnes, inappétence.

Le 14 mai, on trouve de la submatité du sommet droit, la respiration est soufflante, nombreux râles disséminés.

Le 9 juillet, a eu 40 piqûres de Dioradin, n'a jamais eu d'hémoptysies depuis le début du traitement, l'état général est excellent, ne tousse plus, mange très bien, les signes pulmonaires morbides ont disparu, peut être considéré comme guéri.

Obs. LVI. — M. P. K..., ex-mécanicien, placier actuellement, 27 ans, marié, a un enfant bien portant, pas d'antécédents héréditaires, a été opéré il y a un an et demi d'abcès froids de la main et du bras gauche.

Il y a trois mois et demi, opéré d'une fistule anale, qui suppure par deux orifices d'une façon abondante. Tousse et crache beaucoup, a des sueurs nocturnes, amaigrissement considérable, appétit assez bon, bacilles nombreux.

Le 29 juin, on note : submatité des deux sommets, râles et crépitations nombreuses à gauche, dans la région sous-claviculaire ; le malade ne peut pas se servir de son bras gauche, n'ayant aucune force pour prendre le plus petit objet.

Sa fistule anale présente deux orifices par où s'écoule assez abondamment du pus.

On commence le Dioradin en injections quotidiennes.

Le 30 juillet, P... a conservé le même poids, tousse peu, la fistule suppure peu, par un seul orifice, l'autre s'étant oblitéré. Les forces sont revenues, l'appétit excellent.

Le 3 octobre, le malade a reçu 60 piqûres, a engraissé de 400 grammes, va bien mieux, ne tousse plus, ne crache plus, plus de sueurs, la fistule suppure très peu.

P..., qui ne pouvait se servir de son bras gauche, peut, à son grand étonnement, porter une serviette pesant six à sept kilogrammes, tous les jours depuis le matin jusqu'au soir.

Il peut se servir de sa main et peut saisir avec force les objets qui se présentent à lui !

On note que M. P..., comme tous les malades que nous avons en traitement au Dispensaire de Saint-Denis, est un indigent, ne pouvant se dispenser de travailler, et faisant personnellement 30 à 35 kilomètres à pied tous les jours ; P... continue à se faire piquer.

Ce sont, malgré les conditions plus que mauvaises où vivent nos malades de Saint-Denis, des résultats qui ne peuvent être attribués qu'à l'iode-menthol radio-actif.

Ne sont-ce pas là des résultats suffisants pour encourager le plus sceptique de nos confrères, et pour dire que le Dioradin est le remède vraiment complet de la tuberculose ?

Obs. LVII. — M. F. R..., menuisier, 52 ans, marié, six enfants, dont un mort de tuberculose, a eu une bronchite il y a cinq semaines. A maigri beaucoup, sueurs nocturnes abondantes, est très fatigué, tousse et crache, quelques bacilles.

R... a de la submatité des deux sommets, crépitations nombreuses dans les deux poumons.

Du 27 juin au 6 août, a reçu 40 piqûres, à cette date, R... est beaucoup mieux, transpire peu, tousse toujours, mais moins, a augmenté de 4 kil. 350, R... ne reparaît plus à partir de cette date, j'apprends qu'il vient d'avoir beaucoup d'ennuis dans sa famille (sa femme et un fils victimes d'un empoisonnement).

OBS. LVIII. — S..., maroquinier, 30 ans, marié, un enfant chétif, a perdu un frère de phtisie. Bronchite à 23 ans, laryngite à 29 ans, bronchite l'année dernière.

Faible, tousse et crache, vomissements, sueurs, amaigrissement, a de la submatité des deux sommets, râles à gauche.

Du 5 février au 28, a reçu 22 piqûres, ne tousse plus, plus de sueurs, mange bien, se sent fort au point que, malgré nos conseils, il reprend son travail et ne revient plus demander nos soins. Il y avait encore de la rudesse respiratoire aux sommets; plus de râles. Depuis, l'état général s'est maintenu très bon.

OBS. LIX. — M. S. N..., 49 ans, employé de bureau, n'a pas d'antécédents héréditaires, a eu une pleurésie il y a cinq ans.

Hémoptysies fréquentes depuis deux ans, a beaucoup maigri, transpiration abondante, crache beaucoup, ne mange pas.

On trouve de la submatité très prononcée au sommet droit, la respiration est soufflante, on entend quelques craquements à gauche, rudesse respiratoire. Bacilles dans les crachats.

Du 6 juillet au 13 août, a fait du Dioradin sans résultat, et nous apprenons, *le 20 août*, qu'il est très gravement malade au lit, d'une congestion du foie, et que l'on redoute une issue fatale.

OBS. LX. — Ta..., ancien palefrenier, domestique, 31 ans.

Le 26 mars, vient nous consulter, parce qu'il a craché et vomi le sang, tousse et crache beaucoup, a beaucoup maigri, pas d'appétit, pas de bacilles.

On note de la submatité des deux sommets, nombreux râles au sommet gauche.

Le 22 mai, T... a reçu 40 piqûres, va très bien, tousse peu, n'a pas eu d'hémoptysies depuis le traitement, a augmenté de sept kilogrammes, l'appareil pulmonaire est perçu normal, l'élasticité est revenue. On cesse alors les piqûres et on envoie le malade à la campagne, n'a pas été revu depuis.

OBS. LXI. — Mme F..., ménagère, 23 ans, travaille dans une fabrique de cartonnage, tousse depuis décembre, a beaucoup maigri depuis, vient au Dispensaire, *le 12 avril*, avec une submatité très étendue des deux poumons, des râles nombreux et du frottement-râle à la base droite, hyperthermie, sueurs nocturnes, pas de bacilles, l'état général est mauvais.

F... reçoit une vingtaine de piqûres sans résultat. Il s'agit là d'un cas de tuberculose au troisième degré contre lequel la thérapeutique a peu de prise.

La malade est tellement fatiguée que nous lui prescrivons le repos absolu et cessons toutes piqûres jugées inutiles pour elle.

OBS. LXII. — Mme T..., ménagère, 26 ans, n'a pas d'antécédents héréditaires, a eu une congestion pulmonaire gauche il y a deux ans, tousse depuis quatre semaines, crache beaucoup, mange peu, dort mal, sueurs abondantes, amaigrissement, faiblesse, présente de la submatité du sommet gauche où la respiration est presque complètement supprimée.

On commence, *le 17 juillet*, les injections de Dioradin.

Le 1er août, la malade se sent bien mieux, tousse peu, mange bien, dort bien, plus de sueurs.

Le 23 septembre, a pris froid, a maigri de 800 grammes, tousse à nouveau, transpire un peu, a de la submatité légère du sommet droit, plus accentuée à gauche; on entend quelques frottements à gauche.

On prescrit le repos et, *le 8 octobre*, la malade ne tousse plus, ne crache plus, mange bien, l'état pulmonaire s'améliore, est en bonne voie.

OBS. LXIII. — Mme W..., marchande des quatre-saisons, 34 ans, mariée, fille bien portante, pas d'antécédents héréditaires.

Depuis quatre ans, a des hémoptysies fréquentes, tousse et crache beaucoup, a considérablement maigri, a de la submatité du sommet droit, nombreux râles, à gauche rudesse respiratoire, état général mauvais, bacilles dans les crachats.

Le 15 juin, on commence les injections de Dioradin.

Le 6 août, a reçu 47 piqûres, se sent bien, mange bien, ne tousse plus, malgré le surmenage occasionné par les soins qu'elle donne à une parente très malade, n'a jamais eu d'hémoptysies depuis le traitement.

Le 20 septembre, a augmenté de 750 grammes, va très bien, ne tousse plus, se sent forte, l'élasticité pulmonaire est revenue au sommet droit, plus de râles, encore de l'obscurité respiratoire.

W... continue ses piqûres, en est à la quatre-vingtième, c'est-à-dire fin de deuxième série; on recommence une troisième série.

OBS. LXIV. — M. D..., 23 ans, a été réformé au régiment pour bronchite bacillaire, a passé six mois à Cambo où le médecin a constaté de nombreux bacilles et des lésions pulmonaires graves aux deux sommets.

20 juillet, submatité très étendue du sommet droit, moins marquée au sommet gauche. Respiration supprimée au sommet droit en arrière et craquements fins. Murmure vésiculaire obscur au sommet gauche, nombreux bacilles.

10 octobre, a reçu 40 piqûres, ne tousse plus, crache très peu (plus de bacilles). Les sommets sont plus élastiques. Au sommet droit, murmure vésiculaire très net, rares crépitations au sommet gauche, état général excellent.

Observation due au docteur Cernéa,
Médecin du Dispensaire du XIe arrondissement.

OBS. LXV. — Mme J..., 44 ans, habitudes ethyliques, opérée en 1907 pour fistule. Pleurésie en janvier 1911, amaigrissement considérable, toux et vomissements abondants, souvent diarrhée, inappétence, fièvre hectique depuis près d'une année, pas d'enfant.

Juin 1911, submatité des deux sommets, plus accentuée à droite. Gargouillement au sommet droit et infiltration de tout ce côté. Respiration crépitante et soufflante au sommet gauche. Rares bacilles de Koch.

Le docteur Cernéa fait une deuxième série de piqûres à cette malade qui augmente considérablement de poids, dont les forces reviennent, la toux disparaît. Après ces deux séries de piqûres, plus de bacilles et la malade, *en octobre*, se considérant comme guérie, reprend ses occupations. Le docteur Cernéa a, du reste, constaté la disparition de la plupart de symptômes morbides.

Observations dues au docteur Belle, de Nogent (Marne).

OBS. LXVI. — Veuve M... (Elvire), se présente à ma consultation *en juin*, se plaignant de point de côté, de manque d'appétit et de force, d'insomnie. A l'examen, on perçoit une submatité marquée du sommet gauche et une douleur nette à la pression au niveau de l'angle de l'omoplate. L'auscultation révèle une obscurité respiratoire aux épaules, des deux côtés, quelques frottements à gauche. Le traitement par le Dioradin est immédiatement institué, et détermine en deux semaines un relèvement complet des forces et de l'état général.

L'appétit revient la troisième semaine du traitement : une piqûre tous les deux jours. Au bout d'un mois, la malade déclare qu'elle ne ressent plus aucune douleur, ni malaise. Actuellement, *10 octobre*, les signes objectifs ont complètement disparu, et Mme M... (Elvire) vaque librement à ses occupations, après avoir reçu 60 piqûres de Dioradin.

OBS. LXVII. — En juillet 1911, je suis appelé auprès du jeune Jules R..., 18 ans, mécanicien, pour une « anémie de croissance ». Le malade transpire la nuit et tousse depuis un mois. La percussion décèle une submatité dans toute la région sous-claviculaire droite, l'auscultation laisse entendre des *craquements* avancés. L'amaigrissement a été très rapide. Ce malade reçoit tous les deux jours une piqûre de Dioradin. Les sueurs cessent au bout de quarante-cinq jours de traitement, le jeune R... (Jules) a augmenté de *3 kilogrammes*.

Observation due au docteur Geiger, d'Asnières.

OBS. LXVIII. — Mlle G..., 20 ans, pas d'antécédents héréditaires, tousse depuis un an, a eu une bronchite à forme de coqueluche qui a duré trois mois, a peu maigri, a fait un séjour dans le Midi pour bronchite chronique.

5 juin 1911. — Tousse, surtout le matin, crache, appétit mauvais, se sent très lasse, température du soir 38°, pharyngite, submatité du sommet droit, respiration supprimée en arrière, craquements fins en avant, murmure vésiculaire saccadé au sommet gauche. Pas de bacilles, mais nombreux streptocoques.

La malade reçoit 40 injections de Dioradin.

14 octobre. — La malade a augmenté de 3 kilogrammes et se sent bien robuste, ne tousse plus et ne crache plus du tout, on entend encore en arrière, à l'angle externe de l'omoplate, quelques rares crépitations à l'inspiration profonde et des râles humides dans la fosse sus-claviculaire gauche. Par mesure de prudence, et malgré l'état satisfaisant de la malade, le docteur Geiger fait une deuxième série de piqûres.

Observations dues au docteur Barbier,
Médecin de la Mutuelle des Employés de Commerce.

OBS. LXIX. — P. M..., 54 ans, malade depuis janvier 1911, toux presque continuelle, expectoration très abondante surtout le matin.

8 avril 1911. — Mauvais état général, affaiblissement, inappétence, toux, hyperthermie, sueurs nocturnes, très nombreux bacilles dans les crachats, respiration soufflante au sommet gauche.

Nombreuses injections de tuberculine sans résultat; au contraire, la situation s'aggrave.

15 juin. — Mauvais état général, submatité très étendue du sommet droit, respiration rude et craquements fins au sommet droit en arrière, souffle caverneux en avant. Rares craquements au sommet gauche, nombreux bacilles, injections de Dioradin.

4 juillet. — A augmenté de 480 grammes, continuation du traitement.

4 septembre. — A augmenté de près de 3 kilogrammes. Au sommet droit, respiration légèrement soufflante en avant, craquements secs en arrière.

2 octobre. — La malade a très bonne mine et se sent très bien. Elle mange beaucoup, tousse peu et crache beaucoup moins. Au sommet droit, on n'entend plus que de rares crépitations. Plus de bacilles.

OBS. LXX. — F..., malade depuis neuf ans, pleurésie gauche ponctionnée, avec huit litres de liquide louche, il y a plusieurs années. L'état général s'est amélioré à la suite de cette ponction, mais il y a eu rechute il y a deux années. Hémoptysies fréquentes, et l'examen des crachats a décelé des bacilles et nombreux streptocoques.

1er juin. — Etat fébrile, mauvais état général, amaigrissement, toux, expectoration abondante avec bacilles. Induration du sommet gauche avec craquements et frottements à la base du même côté.

1er août. — Le malade, après 40 injections, a augmenté de poids, se sent plus fort, tousse peu et crache moins. Les symptômes locaux sont atténués. Le malade part à la campagne et on ne l'a pas revu depuis.

Obs. LXX *bis*. — G..., 32 ans, rentière. Est malade depuis un an, a beaucoup maigri et perdu l'appétit. Sueurs nocturnes abondantes. Tousse et crache beaucoup.

Matité au sommet droit en avant et râles humides en arrière à l'auscultation. Submatité et craquements secs au sommet gauche. Analyse des crachats : nombreux bacilles de Koch.

Urines = Ni sucre, ni albumine.

Poids = 54 kil. 300.

Le 7 septembre, nous instituons un traitement par les injections de Dioradin (3 injections par semaine).

Le 21 septembre, la malade mange mieux et se sent plus forte. Elle tousse moins et transpire beaucoup moins. Poids = 55 kil. 300.

Le 10 octobre (18ᵉ piqûre), la malade a un appétit excellent; elle dévore littéralement. Poids = 57 kil. 600. Elle ne tousse plus que le matin; crachats grisâtres, *ne renfermant pas de bacilles de Koch*. La respiration est normale au sommet gauche; au sommet droit la matité a fait place à de la submatité, et on entend à peine quelques râles à l'auscultation.

Observations dues à M. le docteur Hervé,

Médecin-chef du Sanatorium des Pins, Lamotte-Beuvron.

Obs. LXXI. — Mᵐᵉ L..., 28 ans, malade depuis trois ans, tuberculose cavitaire bilatérale avec expectoration numullaire; état voisin de la cachexie, séjour d'un mois au sanatorium, traitement au Dioradin.

Ni la cure, ni le traitement médicamenteux, n'ont pu avoir d'action sur cette malade, qui a quitté sans modification.

Obs. LXXII. — R..., 35 ans, a séjourné deux années dans un sanatorium à Arosa.

Entré au Sanatorium des Pins le 1ᵉʳ juin.

Lésions bilatérales. Au sommet droit craquements secs, discrets.

A gauche, craquements humides au sommet. Vaste foyer gargouillant à la partie inférieure, reliquat d'une ancienne pleuro-pneumonie, et en voie d'assèchement.

Ce malade a fait depuis dix-huit mois de la cure sanatoriale. Il a déjà réalisé de gros progrès, tant comme état général que comme état local.

Dès son arrivée, en même temps qu'il continue sa cure d'air et de repos, il reçoit les injections de Dioradin selon la méthode préconisée par le docteur Bernheim. Son poids remonte de 1 kil. 200 en trois semaines.

Après trois mois de séjour, il quitte le sanatorium. A cette date, l'expectoration persiste encore mais très diminuée, l'état général continue à progresser; le malade peut envisager la reprise prochaine de ses occupations.

Nous avons reçu en octobre des nouvelles de ce malade, qui avait, sans le moindre résultat, passé deux années à Arosa, et qui a été amélioré en moins de trois mois par les injections de Dioradin.

Le malade a encore augmenté de poids, et il se sent tellement fort qu'il a repris ses occupations assez fatigantes de négociant exportateur. Il est reparti au Brésil où il a des comptoirs.

OBS. LXXIII. — M. V..., 27 ans. Père décédé tuberculeux, mère bien portante. Malade depuis 1909, hémoptysies répétées en 1909, 1910, 1911. Habite ordinairement Cannes.

Manifestations rhumatismales. Vaste foyer ramolli au sommet droit avec fièvre quotidienne; chaque soir : 38°, 38°2. Amaigrissement prononcé.

Entré le 24 juillet au Sanatorium des Pins, le malade prend aussitôt le lit, et commence immédiatement sa cure de Dioradin en injections quotidiennes.

Séjour de six semaines au sanatorium. Le malade a retrouvé l'appétit et a engraissé de 1.500 grammes. Il tousse moins, expectore un peu moins. Pas de modifications sensibles à l'auscultation, si ce n'est une plus grande amplitude du mouvement inspiratoire.

OBS. LXXIV. — Mlle C..., 20 ans. Rien chez les ascendants. Deux sœurs sont mortes tuberculeuses. Début de l'affection en août 1910. Cure d'altitude de mai à septembre 1911, pendant laquelle elle fit une poussée congestive et de la température.

Entrée au Sanatorium des Pins *le 4 septembre.*

Localisations multiples dans les deux poumons. Gros craquements humides aux deux sommets; frottement à la base droite. Température relevée à la fin du séjour à la montagne, 39°.

A son arrivée, la malade est soumise :

1° Au traitement hygiéno-diététique du sanatorium;

2° Aux injections quotidiennes du Dioradin.

Dès les premiers jours, la température tombe à 38° maximum. Suppression des sueurs nocturnes. Retour de l'appétit. Diminution notable de l'expectoration.

A la date du 15 octobre, la malade, enrayant sa perte de poids ordinaire, a repris un kilogramme environ. La toux est presque supprimée. Expectoration diminuée dans la proportion de 4 à 1, et limitée à des crachats légers, aérés, plutôt que purulents. A l'auscultation, grosse diminution des râles humides, la respiration est plus ample, plus facile.

Obs. LXXV. — M. G..., 21 ans. Aucun antécédent héréditaire, aucun antécédent personnel. Début de l'affection actuelle, trois mois, par la grippe. La fièvre persiste depuis cette date et régulière d'ailleurs. Anorexie, amaigrissement.

Le tiers supérieur droit est le siège d'une localisation tuberculeuse nettement caractérisée. Submatité. Craquements humides occupant les lobes supérieurs.

Entérite.

Entre au Sanatorium des Pins *le 11 septembre*.

Le malade commence immédiatement :

1° La cure de repos et d'aération du sanatorium;

2° Le traitement médicamenteux du Dioradin.

Poids : *le 11 septembre*, 60 kil. 500; *le 9 octobre*, 67 kil. 850.

La température se maintient régulièrement bonne.

Le 15 octobre, la toux a presque totalement disparu. A l'auscultation, diminution notable des râles humides.

Observations dues à M. le docteur Diamantberger,
Médecin-chef du Dispensaire du IXe arrondissement.

Obs. LXXVI. — G... (Jules), 28 ans, ouvrier tailleur, tousse et crache depuis trois mois, a de la fièvre vespérale et des sueurs nocturnes fréquentes depuis près de quatre semaines, est considérablement affaibli et a maigri de 5 livres.

On constate au sommet gauche tous les signes d'une infiltration à marche progressive et rapide, submatité dans la fosse sus-épineuse, matité dans la fosse sous-claviculaire; râles sous-crépitants disséminés dans le tiers supérieur du poumon gauche, entremêlés de craquements et de sibilances.

Le 1ᵉʳ août, poids 51 kil. 800, piqûres quotidiennes de Dioradin d'un centimètre cube. *Du 1ᵉʳ au 22 août*, le malade a reçu 20 piqûres, et l'amélioration se manifeste d'une façon éclatante déjà au bout de quelques jours de traitement.

La fièvre et les sueurs ont disparu au bout des 6-7 premières piqûres. La toux disparaît aussi assez rapidement; les crachats diminuent, la recherche des bacilles est négative *le 21 août*, déjà. Le poids est de 52 kil. 900, c'est-à-dire une augmentation de plus d'un kilogramme en trois semaines.

Le malade nous quitte considérablement amélioré (sinon en voie de guérison certaine) pour aller à la campagne d'où nous avons déjà eu de lui des nouvelles excellentes au point de vue toux, crachats, fièvre, sueurs, appétit et forces.

OBS. LXXVII. — Gren (Simon), 18 ans, monteur en bronze, tousse depuis un mois, crache peu, pas de fièvre, est très fatigué, poids 54 kil. 600.

Traitement par le Dioradin, *du 18 juillet au 18 août*, 25 piqûres, amélioration sensible, poids : 55 kilogrammes.

Du 1ᵉʳ septembre au 10 octobre, prend encore 30 piqûres, ne crache plus du tout, se sent complètement remis.

OBS. LXXVIII. — Bergm... (Anna), 23 ans, ouvrière, mariée et mère de deux enfants bien portants, son mari est atteint de laryngite tuberculeuse, elle tousse et crache depuis six semaines, a maigri beaucoup et, depuis peu, a de la fièvre et des sueurs nocturnes. Elle présente au *sommet droit* une infiltration assez active qui se manifeste par une submatité sous-claviculaire, une respiration soufflante et des craquements nombreux; l'expectoration abondante contient de très nombreux bacilles de Koch.

Du 23 mai au 30 juin, elle reçoit 27 piqûres de Dioradin et nous constatons une disparition complète des crachats, la fièvre a disparu, la toux a également disparu d'une façon *totale*. On entend encore des craquements et des sibilances disséminées à droite et à gauche.

Pour des raisons de famille, elle ne revient plus au Dispensaire depuis le 2 juillet.

Obs. LXIX. — Mme Sto..., infiltration des deux sommets, submatité et craquements nombreux sous les deux clavicules et dans les deux fosses sus-épineuses, toux grasse, crachats abondants, nombreux bacilles, poids : 48 kilogrammes.

Du 22 juillet au 15 août, a eu des piqûres de Dioradin. Etat stationnaire, la malade, impatiente et très nerveuse, ne revient plus se faire piquer.

Obs. LXXX. — B... (Albert), ouvrier ébéniste, 18 ans, tousse et crache abondamment depuis deux ans, a souvent de la fièvre et des transpirations nocturnes, se présente au Dispensaire antituberculeux du IXe arrondissement, *le 25 avril 1911*, et on constate au sommet gauche, en avant et en arrière, de la submatité, une respiration à peine soufflante et de très rares craquements. Par contre, l'examen bactériologique des crachats révèle de très nombreux bacilles de Koch (laboratoire municipal, analyse du 30 avril). Le poids qui a diminué beaucoup depuis quelque temps est, *le 25 avril*, de 53 kil. 400. On le soumet au traitement par le gaïacol et il subit, *du 25 avril au 27 mai*, 25 piqûres; *du 27 mai au 24 juin*, il ne paraît pas au Dispensaire.

Le 20 juillet, il revient avec les signes stéthoscopiques à peu près les mêmes, un nouvel examen bactériologique révèle de nombreux bacilles. *Le 26 juillet*, 1re piqûre de Dioradin et, jusqu'au *23 août*, il a reçu 15 piqûres. Amélioration sensible. Poids : 55 kil. 900; *du 16 septembre jusqu'au 10 octobre*, il reçoit encore 20 piqûres et le malade va de mieux en mieux, les crachats ont presque disparu; mais on y rencontre encore quelques rares bacilles.

En résumé, amélioration évidente, marche rapide vers la guérison complète.

Obs. LXXXI. — Mlle Léi... (Sarah), 16 ans, ouvrière couturière, tousse et crache depuis six mois, a maigri énormément. Infiltration intense à gauche, râles sous-crépitants et submatité sous la clavicule gauche.

Submatité aussi sous la clavicule droite, respiration très soufflante et quelques craquements.

Poids : 45 kilogrammes. *Du 11 juillet au 26 septembre*, a reçu 43 piqûres et se trouve notablement améliorée, les craquements ont disparu à droite, les râles sous-crépitants à gauche ont presque

disparu et sont transformés en simples sibilances sèches. Poids :
49 kil. 300.

En résumé, résultat très favorable, pas de bacilles du tout dans
les crachats.

Observations dues à M. le docteur Michalovitch,
Médecin du Dispensaire antituberculeux du IXe arrondissement.

Obs. LXXXII. — J. R..., 35 ans, rue Doudeauville, vient nous
consulter au Dispensaire pour une toux qui persiste depuis quelques
années. Comme antécédents héréditaires, rien à signaler.

Antécédents personnels : à l'âge de huit ans, une rougeole com-
pliquée de broncho-pneumonie qui avait mis sa vie en danger. Elle
continue à tousser depuis tous les hivers. Aucune autre maladie à
signaler, sauf les rhumes de cerveau souvent répétés.

A l'examen stéthoscopique, on trouve au tiers supérieur droit en
avant : matité et des râles caverneux humides. En arrière, du
même côté, rien d'anormal sauf quelques sibilances disséminées.

Le sommet gauche *en arrière :* un léger souffle, expiration prolongée, submatité. En avant, rien d'anormal. La malade expectore
des crachats quasi-purulents numulâtres, et remplit un à deux verres
à bordeaux dans les vingt-quatre heures. Quelquefois, ces crachats
sont teintés de sang, jamais d'hémoptysie ; sueurs nocturnes abondantes, jusqu'à être obligé de se changer de chemise une ou deux
fois la nuit et l'oreiller imbibé de cette transpiration. L'examen
bactériologique des crachats avait donné de nombreux bacilles de
Koch.

L'appétit très diminué, et le poids de la malade diminué de
8 kilogrammes en deux derniers mois.

Le 21 mai, 1re piqûre de Dioradin. La malade ressent un bien-
être. Un sommeil plus calme. Les sueurs moins abondantes. Des crachats qui se dégagent plus facilement.

On continue une série de 15 piqûres. Une piqûre tous les jours
sans interruption.

Au bout de 15 piqûres, la malade augmente de poids de
deux kilogrammes, ne crache presque plus. L'examen bactériologique
décèle de rares bacilles de Koch.

La malade se repose pendant dix jours sans aucun traitement.

Le 20 juin, une deuxième série de 15 piqûres est recommencée.

L'état local et général s'améliore de plus en plus. La malade est enchantée. Elle peut vaquer à ses occupations et faire même de grands travaux sans se fatiguer. A la fin du deuxième traitement, poids : 56 kilogrammes.

Les sueurs nocturnes complètement disparues. Des crachats, presque rien. L'appétit vorace (n'a pas assez).

OBS. LXXXIII. — B. F..., journalier, 40 ans, s'est présenté au Dispensaire, le mois de mars 1911, pour une laryngite qui commençait à devenir inquiétante et gênante surtout.

Le malade prétend souffrir de la gorge depuis deux mois seulement, mais il toussait auparavant et crachait beaucoup tous les matins, surtout des crachats muco-purulents, qui se décrochaient difficilement et qui le faisaient quelquefois vomir.

Antécédents héréditaires. — Le père mort d'une congestion pulmonaire à 52 ans. La mère tousse et crache beaucoup. On la soigne dans un sanatorium.

Antécédents personnels. — Le malade prétend avoir été soigné pour des ganglions strumeux à l'âge de 8 à 10 ans. On lui a fait prendre de l'huile de foie de morue tous les hivers pendant quelques années. A l'école, il était considéré comme chétif et dispensé de faire des exercices de gymnastique et autres fatigues. Rien d'autre à signaler.

A l'inspection, on trouve la colonne vertébrale déviée à droite (cypho-scoliotique) avec une poitrine très étroite, et l'os sternum très saillant.

L'examen stéthoscopique est très difficile à faire. On entend très mal le murmure respiratoire, avec des sibilances généralisées. J'ai dirigé le malade à Lariboisière (service du professeur Sébileau) qui me l'avait renvoyé avec diagnostic de laryngite bacillaire. Du reste, l'examen bactériologique a décelé de nombreux bacilles de Koch.

On institue le traitement par le Dioradin et au bout de 10 piqûres intra-musculaires, répétées tous les jours, le malade a été presque entièrement rétabli.

J'ai revu ce malade à plusieurs reprises, il m'a renouvelé son contentement.

OBS. LXXXIV. — Depuis cinq ans, je suis une de mes malades, une dame âgée de 30 ans, et qui a présenté les symptômes de bacillose pulmonaire deux mois après son mariage.

La malade prétendait avoir toujours été en très bonne santé comme jeune fille, toujours bien réglée, manger de bon appétit, être très gaie, n'ayant jamais toussé, ni craché.

Ses parents se portent très bien, elle est la seule enfant dans sa famille. Pas d'autres antécédents ni tares à signaler dans cette famille.

En novembre 1906, je suis appelé pour cette dame qui se plaignait d'un point de côté et une toux sèche qu'elle prétendait être une toux nerveuse.

A l'examen clinique, j'ai pu constater :

A la percussion : une matité très nette à gauche et en avant (fosse sous-claviculaire gauche). Rien du côté droit, ni en avant, ni en arrière.

A la palpation : les vibrations thoraciques exagérées à gauche, normales à droite.

A l'auscultation : une respiration rude à gauche et en avant (fosse sous-clavière), expiration prolongée des craquements (en faisant tousser le malade).

A l'inspection : les muqueuses palpébrales et buccales décolorées, les yeux hagards, facies très pâle, assez robuste de corps et membres.

On trouve :

Une transpiration très abondante la nuit et fétide, de l'hyperhydrose, anorexie, sommeil très agité. Le soir, température rectale, 37°7. Examen bactériologique positif. J'ai fait faire l'examen laryngologique : normal. Malgré prise à temps, dès le début de sa maladie, l'évolution de ce mal n'a pas pu être empêchée par aucun traitement connu à ce jour (sérums, Marmorek, de la Suisse, paratoxine, hectine, cacodylate soude, hémoplase, azotyl, etc.). La caverne du sommet gauche s'est déclarée au bout de deux ans, en 1909.

La malade a eu en 1909 et 1910 deux fortes hémoptysies qui mettaient sa vie en grand danger; en 1910, j'avais déclaré son issue fatale.

Le Dioradin venait d'être connu chez nous grâce à notre cher président de l'Œuvre de la Tuberculose Humaine, M. le Dr S. Bernheim, qui m'a fait l'honneur de me charger d'expérimenter ce produit au Dispensaire antituberculeux du IXe.

J'avoue bien sincèrement que je n'avais pas grand espoir d'améliorer l'état de cette malade, que je considérais quasi perdue, en lui recommandant de se soumettre à ce nouveau traitement par le Dioradin.

Avec beaucoup de patience je suis arrivé, et je suis fier de vous le faire savoir, à un résultat inattendu, avec 30 piqûres.

Ce nouveau traitement lui a été institué au mois de janvier 1911. Son état continue à se maintenir *très bien*. On n'entend plus les râles caverneux, plus de tintement métallique, plus de souffle amphorique, plus de crachats, plus de sueurs nocturnes (d'être obligé à changer de linge). L'appétit est tout à fait normal. Les forces reviennent petit à petit. La malade mange de tout et a grossi de 10 livres en peu de temps.

Observation due au docteur L. Cassard, de Nantes.

OBS. LXXXV. — Mme X..., âgée de 27 ans, a fait, il y a deux ans environ, une pleurésie qui ne parut pas laisser de traces. Au commencement de l'année 1911, elle contracta une bronchite dont elle ne s'occupa nullement et qui devint le point de départ d'une tuberculose pulmonaire à marche rapide.

Au mois de juin 1911, je fus appelé près de la malade et constatai des crachements humides au sommet droit et de la congestion du sommet gauche; l'état général était mauvais; perte de l'appétit, amaigrissement. Température : 39°5 en moyenne chaque soir, et parfois 39° ou 40°.

La malade, qui travaillait encore, fut soumise au repos complet et à un traitement qui n'empêcha pas la marche de l'affection.

Dans les premiers jours de juillet, les craquements humides du sommet droit avaient fait place à des bruits nettement cavitaires. La température restait la même : 36°5 le matin, 39° et plus le soir. C'est à ce moment que jugeant l'état de la malade sans espoir, je me décidai à faire des injections de *Dioradin* qui furent commencées le 28 juillet.

Ces injections furent assez bien supportées, sauf une légère douleur au moment de la piqûre, et une saveur d'éther persistant dans la bouche pendant deux heures suivant l'injection.

La température s'abaissa le cinquième jour à 37°4 sans qu'il n'y ait eu aucun antipyrétique d'employé. Depuis ce moment, s'est produit une amélioration progressive : reprise de l'appétit, augmentation du poids, cessation de la toux, diminution considérable de la fièvre qui n'est reparue qu'à de rares intervalles sous l'influence de fatigues subies par la malade, malgré les défenses formelles qui lui étaient faites d'exercer le moindre travail.

Les signes d'auscultation dénotent l'existence d'une cavité au sommet droit, mais il n'y a aucun râle caverneux ni aucun craquement au voisinage de cette cavité.

Le sommet gauche paraît toujours congestionné.

Observations dues à M. le docteur Termet, du Havre.

Obs. LXXXVI. — Ostéo-arthrite tuberculeuse de la hanche gauche.

Mlle G..., 23 ans, teinturière. Entrée dans le service le 22 décembre 1910 pour abcès froid de la région supéro-externe de la cuisse gauche. Le 28 décembre, incision de l'abcès. La malade semblant complètement guérie après un mois et demi, on lui permet de se lever. Mais, au bout de quelques jours, les douleurs reprennent au même point et l'on constate la présence de pus. Le 24 février 1911 on ouvre à nouveau : on tombe dans une cavité allant jusqu'au fémur, que l'on gratte. La réunion se fait après un mois, mais depuis il persiste une fistule à l'angle supérieur de l'incision, fistule qui laisse toujours couler du pus.

En relevant la courbe des températures de cette malade, on remarque que du 24 février au 10 juin 1911 la température oscille aux environs de 37°9. Du 10 au 28 juin, elle s'abaisse vers 37°, mais du 28 juin au 12 juillet elle remonte à 37°4. Le 13 juillet, elle commence à redescendre lentement pour atteindre 37° le 11 août. Le 12 août, la température remonte brusquement à 39°2 et oscille entre 37°6 et 38°5 jusqu'au 25 août.

Le 26 août, on fait la première injection de *Dioradin* : à ce moment la température est de 37°3. Tous les deux jours, on injecte une ampoule de *Dioradin* et le 20 septembre la température tombe au-dessous de 37°, chiffre qu'elle n'a jamais atteint depuis.

Obs. LXXXVII. — Ostéo-arthrite tuberculeuse du coude droit.

Mlle L..., 23 ans, domestique. A eu en 1906 une péritonite tuberculeuse dont elle a guéri. Entrée dans le service le 27 juillet 1911 pour ostéite tuberculeuse du coude droit, avec fistule. Du 27 juillet au 7 août, la courbe de température varie entre 37°5 et 38°6.

Le 7 août, on fait un curettage de la région cubitale postérieure; pointes de feu profondes à la région antérieure : le 29 septembre, la plaie n'est pas encore complètement cicatrisée et un léger écoulement persiste.

Du 7 au 17 août la température oscille autour de 38°2 ; du 17 août au 26 du même mois, la température s'abaisse vers 37°8.

Le 26 août, la malade reçoit sa première injection de *Dioradin* et tous les deux jours, on injecte une ampoule de ce médicament. Depuis cette date, la température s'abaisse progressivement pour atteindre 36°8 le 17 septembre, date à partir de laquelle elle n'a jamais plus atteint 37°. Depuis les injections de *Dioradin*, amélioration notable et rapide des phénomènes locaux du côté du coude, telle que la conservation en paraît possible, bien qu'on ait pensé, après l'intervention, être obligé d'amputer le bras ultérieurement.

NOTA. — L'état général de ces deux malades s'est sensiblement amélioré depuis le jour où elles ont reçu les injections de Dioradin : *les forces leur reviennent graduellement ainsi que l'appétit ; le poids augmente légèrement.*

Observation due à M. le docteur Franc, Sarlat.

OBS. LXXXVIII. — Je ne peux pas encore vous donner le résultat complet de mon observation au sujet de l'emploi du *Dioradin*. Cependant, *son efficacité m'apparaît déjà comme certaine, lorsqu'on peut en commencer l'application dans les tuberculoses pulmonaires* au premier degré, ou même dans les formes plus avancées, à la condition de poursuivre le traitement un temps suffisamment prolongé, et en s'aidant de tous les autres moyens thérapeutiques, notamment de la méthode de Ferrier. Depuis quatre mois, j'ai traité huit malades. Chez deux, au premier degré, le résultat a été rapide, et je les considère, après deux séries de trente injections chacune, comme guéris. Trois autres, au deuxième degré, sont en bonne voie. L'un surtout, chez lequel le traitement a provoqué une véritable résurrection.

Trois enfin, traités en désespoir de cause, ont continué, après un semblant d'amélioration, leur marche fatale. Le traitement n'a eu aucune prise sur leur état, mais dans ces trois cas, il s'agissait de tuberculose cavitaire étendue aux deux poumons et à la dernière période de maladie. En résumé, je continuerai avec espoir ce traitement comme étant celui qui m'a donné le maximum de résultats satisfaisants.

CHAPITRE V

Réflexions sur les Résultats cliniques.

On peut voir en lisant ces observations que nous ne sommes pas restés fidèles à notre première déclaration, où nous avons dit qu'il ne fallait jamais soumettre à une méthode thérapeutique, si puissante soit-elle, des cas arrivés au 3° degré de la tuberculose, à cette période de cachexie, de troubles profonds de l'organisme, où aucune médication ne saurait être utile. En parcourant nos observations, on constatera que plusieurs de nos malades étaient arrivés à cette période ultime, et que, même chez ces malades, on avait obtenu certains résultats avec le Dioradin, qui exerce une influence incontestable, même dans ces cas désespérés. Il ne faut cependant pas compter obtenir un effet important ou une amélioration se rapprochant de la guérison chez des malades irrémédiablement perdus, dans ces cas où nous n'avons appliqué cette nouvelle méthode de traitement que pour en démontrer son action sur la marche de la tuberculose, ou plutôt son effet direct sur l'infection tuberculeuse.

Il y a maintenant dix-huit mois que nous avons commencé à utiliser le Dioradin : nous avons recueilli nous-mêmes 173 observations, fait plusieurs milliers de piqûres. Nous espérons ainsi apporter à l'appui de nos précédentes conclusions un faisceau d'arguments impressionnants. Le Dioradin est un produit d'une efficacité certaine dans la tuberculose,

Il donne des améliorations durables, et cela sans danger, sans réaction aucune de l'organisme.

Cependant, il est important d'insister encore une fois sur la déclaration faite au début de ce travail, et nous ne devons pas hésiter à poser une restriction de la plus haute importance, déjà formulée du reste à Budapest par le docteur de Szendeffy.

Le Dioradin guérit la tuberculose au premier et au second degré ; améliore le troisième, mais ne fait que l'améliorer : *il ne le guérit pas*. Pour si puissant qu'il soit, il ne peut rien contre des lésions cavitaires avancées, chez un cachectique. Ce n'est pas une médication pour malades *in extremis*. Existe-t-il du reste, à part les opiacés, une médication efficace pour la cachexie phtisique? Non, il n'en existera jamais. Quand le malheureux poitrinaire s'est déminéralisé pendant de longs mois, parfois des années, quand il ne respire plus librement que par la moitié de ses poumons, quand la flore microbienne de ses cavernes élabore sans cesse des toxines emportées dans tous les recoins d'un organisme en déchéance, la thérapeutique ne peut rien. Nous devons chercher à adoucir les jours qui restent à vivre, et nous ne pouvons aller au delà de la suppression des douleurs.

Or, si nous tenons à faire cette déclaration de bonne foi, c'est que nous jugeons qu'elle est nécessaire. Trop de nos confrères ont cru, séduits par les résultats que nous relations, que le remède guérissait indistinctement toutes les formes de tuberculose, et ils l'ont employé, sans résultats, chez des phtisiques avancés.

A aucun moment nous n'avons donné d'illusions sur ce chapitre. Nous avons dit : il améliore. Szendeffy avait dit : « Je ne pourrais même pas promettre son efficacité dans tous les cas ; il ne pourrait régénérer une tuberculose à la troisième période, car rien ne pourra modifier les alvéoles pulmonaires détruites. » Nous avons même cité des observations où le malade, malgré l'apparence d'une amélioration passagère, succombait à l'étendue des lésions.

Beaucoup de confrères nous ont décrit des cas de tuberculose grave, arrivés à la période ultime, nous demandant si l'iode-menthol radio-actif pouvait guérir. Avec la plus absolue franchise, nous avons toujours répondu : « Vous pouvez employer le Dioradin sans aucun danger, mais ne comptez pas sur une guérison. Ce médicament n'est pas facteur de miracles. »

Donc, le Dioradin guérit certainement le premier et le second degré de la tuberculose, quelquefois la période caverneuse, mais jamais chez un cachectique. Pourtant est-ce à dire que, même dans ces cas désespérés, il se montre inactif? Loin de là notre pensée. Même nos observations cliniques prouvent qu'il agit efficacement.

Nous avons parmi nos observations plusieurs cas où le Dioradin a ramené la santé même chez des malades arrivés au troisième degré, chez des tuberculeux qui ont été traités par le Dioradin dans les conditions les plus désavantageuses. Relisez l'Observation XVII, l'Observation LV, et encore celle fournie par M. le docteur Barbier, et vous verrez que tous ces malades étaient des caverneux avec fièvre et qu'ils étaient arrivés presque à la période de cachexie quand on a commencé chez eux le traitement par le Dioradin. Malgré cela, le résultat de nos injections fut très probant, puisque ces malades se trouvent aujourd'hui dans un état de santé parfait.

Ces cas, que nous considérons comme typiques, et nous en pourrions citer beaucoup d'analogues, montre que le Dioradin est un puissant stimulant des forces vitales. Par conséquent, on peut l'employer à la période ultime de la tuberculose, souvent avec le seul espoir d'améliorer grandement l'état général, ce qui est déjà quelque chose d'appréciable. Nous parlons de troisième degré, division tout artificielle, créée pour les besoins de la clinique. Il nous faut préciser.

Un tuberculeux cavitaire n'est pas fatalement condamné à mort à brève échéance. Il peut résister et guérir, si l'état général reste bon, si les forces et l'appétit persistent, si la caverne est petite, etc. Tant de facteurs divers concourent à l'aggravation de la lésion elle-même ! Ces facteurs peuvent manquer et alors le malade a des chances de guérir. Tout dépend de l'étendue de la lésion et surtout de l'état général de l'organisme.

Mais dès qu'un malade s'alite, en arrive à la véritable période consomptive, l'iode-menthol aura peu d'action.

Si nous insistons sur ce chapitre, c'est que nous le jugeons nécessaire. En effet, en tuberculose le corps médical pense d'abord, lors de l'apparition d'un nouvel antituberculeux, à traiter ses cachectiques que les moyens habituels sont impuissants à régénérer. Que de lettres avons-nous reçues où des confrères nous parlaient de tuberculeux tenant le lit depuis longtemps, toussant, crachant sans interruption, ne mangeant plus, squelettiques, etc. Juger de la valeur d'un médicament sur de pareils malades serait d'un fâcheux critérium.

Il n'y a pas longtemps on nous contait l'échec d'une médication radio-active faite dans les hôpitaux : on ne l'avait employée que chez des presque moribonds.

Puis, une dernière remarque nous est suggérée en pensant à ce que nous racontent nos malades. Il y a longtemps qu'ils toussent, on les a soignés pour de vulgaires bronchites avec des sirops, des calmants quelconques. Quant à des traitements qui soient vraiment spécifiques de la tuberculose, il semble qu'il n'en soit guère fait mention. Nous nous voyons forcés de répéter, aux médecins, le mot fameux de Grancher : la tuberculose est la plus curable des maladies, mais à condition de la prendre au début énergiquement. Ce que malheureusement on ne fait pas souvent, tant par la faute du malade que par l'oubli de cette curabilité.

Il est bien temps d'user des médications antibacillaires modernes quand le bacille a creusé sa caverne! C'est avant cet effondrement qu'il faut agir. Prévenir les lésions graves et étendues est le meilleur moyen de guérir ces malades.

Au résumé le Dioradin est un excellent antibacillaire. S'il guérit les lésions de début, il peut guérir les petites cavernes chez des gens dont l'état général reste bon. Il améliorera les grands caverneux, leur donnera des forces, de l'appétit, s'ils ne sont pas encore tombés à la cachexie. Il ne donnera aucun résultat chez les autres arrivés à la consomption.

Nous tenions à faire cette déclaration pour éviter aux confrères d'utiliser inutilement un excellent médicament. Cette restriction est plus large que celle faite dans certains sanatoriums, où l'on refuse d'accepter des tuberculoses ouvertes, quelles qu'elles soient. Pour le Dioradin, nous acceptons les tuberculoses ouvertes, avec bon état général.

Si on examine maintenant de près la liste des nombreux cas traités par le Dioradin, si on a le courage de lire cette longue liste d'observations, lecture fastidieuse sans doute, mais bien instructive au point de vue clinique et thérapeutique, on est obligé de constater que même chez certains malades arrivés au 3ᵉ degré, souvent des tuberculeux anciens avec fièvre et altérations pathologiques étendues, même dans ces formes graves, on a souvent obtenu des résultats inespérés, des améliorations que nous n'escomptions pas nous-mêmes.

Mais les résultats sont particulièrement remarquables chez les malades atteints récemment et qui sont porteurs de lésions limitées. Qu'il s'agisse de tuberculose au 1ᵉʳ degré, au 2° degré ou d'adénite tuberculeuse, on obtient des résultats thérapeutiques immédiats. Après la première série des piqûres, très souvent les malades ont une amélioration telle qu'ils se considèrent eux-mêmes comme guéris.

Effectivement, chez la plupart d'entre eux on constate la transformation des altérations, la diminution des bruits morbides et presque toujours aussi la diminution ou la suppression des bacilles de Koch. C'est à ce moment, malgré le retour des forces, l'augmentation du poids, le retour de l'appétit, c'est à ce moment qu'il faut surtout insister auprès des malades pour qu'ils continuent leur traitement et achèvent leur cure. Certains de nos tuberculeux n'ont pas été raisonnables et après une première série ils ont repris leur travail, et l'amélioration s'est maintenue quand même, parce que le malade reste fort longtemps, et cela plusieurs mois après les injections de Dioradin, sous l'influence du traitement. N'at-on pas constaté chez le cheval d'Alfort, qui avait reçu 1 milligramme de sulfate de radium, la radio-activité du sérum et des urines plus de six mois après cette injection? Il en est de même des injections de Dioradin, médicament qui ne s'élimine pas totalement et qui maintient l'organisme en état de neutralité, d'immunisation tuberculeuse.

Et les deux observations des parturientes tuberculeuses qui figurent dans notre rapport ne sont-elles pas de véritables vaccinations intra-utérines? Tout le monde sait que certaines femmes tuberculeuses sont incapables de mener à terme une grossesse. Nous avons vu ainsi des accouchements prématurés se produire exactement comme chez des syphilitiques. Or, chez nos deux parturientes, qui se trouvaient dans ce cas, grâce aux injections de Dioradin non seulement l'état des malades s'est amélioré, et cette amélioration, qui date de plusieurs mois, s'est maintenue, mais les accouchées ont mis au monde à terme des enfants normaux et valides.

Chez plusieurs malades atteints à la fois de lésions pulmonaires et de tuberculose chirurgicale, on a pu observer l'amélioration de tous les troubles pathologiques, souvent la tuberculose chirurgicale se guérissant encore plus vite que la lésion pulmonaire. Du reste, au City Hospital de Dublin, le docteur Atkinson Stoney, l'un des chirurgiens les plus réputés de la Grande-Bretagne, traite depuis deux mois par le Dioradin un grand nombre d'affections chirurgicales de nature bacillaire et il vient de nous apprendre qu'il a constaté de grandes améliorations de vieilles lésions rebelles à tout traitement et à toute intervention. Au surplus la radiumthérapie, telle qu'elle a été formulée par le docteur de Szendeffy, a été appliquée dans un très grand nombre d'hôpitaux et de sanatoriums français et étrangers, et quoique les rapports qui nous ont été communiqués sur le Dioradin par nos confrères soient très favorables, nous estimons que leurs expériences sont encore de date trop récente pour les produire dans le présent mémoire. Ces observations figureront dans un prochain travail.

Qu'il nous suffise de répondre aujourd'hui aux nombreux praticiens qui nous ont posé des questions au sujet de la radiumthérapie, que le Dioradin doit être employé dans des conditions raisonnables, chez des malades dont l'organisme n'est pas délabré ; que cette méthode n'a d'autres contre-indications que l'albuminurie ou les affections graves du système cardio-vasculaire ; qu'on peut utiliser le Dioradin en pleine hémoptysie, chez des fiévreux, chez des inappétents, et que la plupart de ces symptômes graves rétrocèdent rapidement sous l'influence des injections. De plus, le mode d'emploi que nous avons adopté précédemment est définitif : nous faisons pendant tout un mois une injection quotidienne d'un centimètre cube de Dioradin, et après 10 injections pratiquées tous les deux jours, soit en tout 40 piqûres par série. Nous arrêtons le traitement pendant quinze jours pour recommencer une 2ᵉ série. Les malades reçoivent ainsi deux, trois ou quatre séries d'injections suivant la gravité de leurs lésions. Certains tuberculeux ont même reçu six séries d'injections. Tout dépend de la sensibilité de l'organisme au traitement, car il y a des malades qui profitent très tardivement de la radiumthérapie, qui sont insensibles aux premières injections, chez qui l'effet curatif ne se produit que lentement et cela pour des motifs que nous ignorons nous-mêmes. En tout cas, il est exceptionnel de voir des tuberculeux ne pas profiter dans un délai plus ou moins rapproché de ces injections.

La constatation de cette action est d'autant plus importante dans nos recherches spéciales, que la plupart de nos malades étaient des indigents, continuaient presque toujours à accomplir leur besogne souvent rude et n'étaient point placés dans les bonnes conditions d'hygiène requises pour ce cas. Sans régime hygiéno-diététique, sans repos et placés dans les conditions les plus défavorables, nos malades s'amélioraient quand même et s'acheminaient vers la guérison.

CHAPITRE VI

CONCLUSIONS

De ce long mémoire nous pouvons tirer les conclusions précises suivantes :

1° Il est possible d'injecter à des animaux et même dans l'organisme humain du radium à des doses très faibles. Pendant fort longtemps après ces injections les humeurs organiques restent radio-actives, et cette radio-activité constitue un véritable état d'asepsie défensive de l'organisme.

2° Avec un sel spécial de radium, le Dioradin, M. le docteur de Szendeffy et M. le professeur Augustin ont pu, chez des animaux tuberculisés, enrayer la marche de l'infection. De même les cultures les plus virulentes de bacilles de Koch ont été arrêtées dans leur développement sous l'influence du Dioradin.

3° Il résulte des expériences cliniques de MM. Danlos, Dominici, Desgraees et Wickham que différentes formes de tuberculose chirurgicale ont été guéries par la radium-thérapie.

4.° Actuellement le Dioradin, employé dans' un grand nombre d'hôpitaux et de sanatoriums pour le traitement de la tuberculose pulmonaire, donne les meilleurs résultats thérapeutiques quand le composé clinique est employé dans les conditions moyennes.

5° Ces conditions moyennes consistent à injecter le Dioradin à des malades au 1ᵉʳ et au 2ᵉ degré ou à la 3ᵉ période, mais chez des tuberculeux dont l'organisme se trouve en bon état de résistance. A noter que ce composé, quoique très actif, ne donne jamais ni réaction locale ni réaction générale.

6° Les injections de Dioradin se pratiquent par séries de 40 piqûres. Chez les malades peu atteints une ou deux séries suffisent pour enrayer la marche de la tuberculose. Chez les tuberculeux profondément atteints, il faut quatre à six séries de piqûres. Mais en tout cas, même dans les formes graves, sans cachexie, le traitement demande une durée infiniment moindre que la cure au sanatorium.

7° Sur 173 tuberculeux, cités dans ce travail et pris à des degrés divers, soumis aux injections de Dioradin par différents cliniciens, il y a eu 6 décès et 4 malades au 3ᵉ degré chez lesquels le traitement a été inefficace. Mettons en tout ces 10 cas d'échec sur 173 malades traités dans les conditions les plus défavorables. Nous ne pensons pas que jamais méthode thérapeutique ni hygiénique n'ait donné une statistique aussi favorable et aussi démonstrative.

8° Au cours de ce travail, nous avons donné les raisons pour lesquelles le sérum provenant d'animaux immunisés avait échoué dans le traitement antibacillaire. En tuberculose comme en syphilis on doit, devant cet échec constant, recourir à des composés chimiques quand ils donnent des preuves aussi certaines et aussi directes de leur action sur la maladie que l'iode-menthol radio-actif.

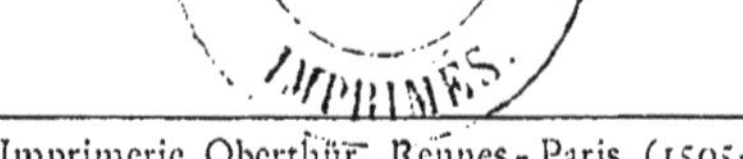

Imprimerie Oberthür, Rennes - Paris (1505-11).

Dépôt général du DIORADIN

Pour la FRANCE et les COLONIES,

la BELGIQUE, la HOLLANDE
la SUISSE, la SUÈDE, la NORVÈGE
et le DANEMARK

22, Avenue de Neuilly

NEUILLY - PARIS

LABORATOIRE : 43, Rue de Chézy, NEUILLY-PARIS

Dépôt général pour la TURQUIE :

J. Brucker, Deutsche Post B. 191, CONSTANTINOPLE.

Dépôt général pour la GRÈCE :

J. M. Psarras, 20, Rue Wyssis, à ATHÈNES.

Dépôt général pour la ROUMANIE :

Drogueria Romanesca, Sòcietate anonima (Fosta Stonescu), Strada Akademiei, n° 2, à BUCAREST.

Dépôt général pour la BULGARIE :

Pharmacie Pentcheff, à SOFIA.

Dépôt général pour la SERBIE :

Ignatz I. Lœwensohn, à BELGRADE.